기생충의 **부활**

오경석 지음

지은이 | 오경석 D.C.

밀알 클리닉 원장(미국 조지아주 아틀란타소재)
카이로프랙틱 전문의, 자연치료학 박사
미국 텍사스 주립대학교(오스틴) 생물학 학사
미국 파커 카이로프랙틱 대학 졸업
미국 클레이튼대학 자연치료학 박사
국제 AK의학협회 정회원(ICAK)
미국 카이로프랙틱 협회 정회원(ACA)
미국 전인치료학 협회 정회원(AAIM)

역서 | 백신 그리고 우리가 모르는 이야기(도서출판 여문각, 2006)
E-mail | okchiro@hotmail.com

기생충의 **부활**

지은이 | 오경석
전자책발행일 | 2008년 6월 26일
발행인 | 장석태
발행처 | 도서출판 여문각
주소 | 서울시 서대문구 충정로 4길 10
전화 | 02) 362-2927, 363-6145
팩스 | 02) 393-3323
등록번호 | 9-62, 1975.5.7
홈페이지 | www.rmgp.co.kr
ISBN | 978-89-85176-50-7

도서가격 12,000원

* 저자와 협의하여 인지를 생략합니다.
* 파본교환

* 본서는 전자책 출판을 위해 재편집되었습니다.

|머리말|

386세대인 나는 학창 시절 연례행사로 채변봉투에 변을 받아가곤 했다. 학생들의 채변봉투를 수거하는 비닐봉지가 교실 뒷벽에 걸려 있는 날에는 온종일 향기로운(?) 냄새를 맡으며 수업을 들었다.

검사결과 자랑스럽게 뽑힌 아이들은 교단으로 나와 마치 상장이라도 받는 듯 선생님께 일일이 약을 받으며 얼굴을 붉혔던 모습이 떠오른다. 그중 어떤 친구는 개똥을 담아왔다며 약을 안 먹겠다고 우기기도 했지만, 결국 한 주먹 정도 되는 알약을 입에 털어 넣어야만 했다.

또 동네 어귀에 떠돌이 약 장수가 사람들을 모아놓고는 한 아이에게 물약을 먹이고 한참을 떠들다가 아이 항문에서 핀셋으로 흉측한 회충을 끄집어 내며 약 효과를 자랑하던 모습을 기억하는 사람들도 있을 것이다.

1970년대 이후 경제 발전과 더불어 공중위생시설이 발달하게 되었고, 자신의 몸에 기생충 알을 넣어 생체 실험을 하기까지 한 기생충학자들의 희생 덕분에 구충제가 개발되었다. 그 덕분에 우리의 생활과 의식 속에서 기생충은 점차 사라졌고, 회충, 요충, 십이지장충, 편충을 망치로 때려잡던 텔레비전 광고도, 채변봉투도 마치 흘러간 가요처럼 잊혀졌다.

그러나 우리가 그들을 잊은 채 살아왔던 것처럼 그들 역시 우리를 잊고 있었을까?

내가 기생충에 관심을 가지게 된 것은 브라스나한 박사(Jerry Bresnahan, M.D.)와의 만남을 통해서였다. 브라스나한 박사는 미국 캘리포니아에서 내과의사 겸 심장전문의로 활동하고 있으며, 미국 역대 대통령들과 교황 요한 바오로 2세의 심장주치의이기도 했다.

어느 날 브라스나한 박사가 근무하는 병원에 심장마비를 일으킨 환자가 내원하였는데, 치료를 다 마치기 전에 사망하여 사인 분석을 위한 부검을 의뢰하였다고 한다. 그러나 뜻밖에도 사망원인은 폐의 기생충 감염으로 밝혀졌다. 예상 밖의 결과에 놀라기는 했지만, 그는 단순히 그럴 수도 있겠다는 생각에 큰 관심을 두지 않았다고 한다. 그러나 그 이후에 동일한 임상 사례가 또 한 번 발생하였다. 다른 의사들과 마찬가지로 기생충 감염은 단지 후진국의 문제라고만 여겼던 그에게 이 사실은 상당히 충격적이었다. 이를 계기로 브라스나한 박사는 그동안 현대 의학계에서 무시되었던 기생충 감염의 심각성을 새삼 깨닫게 되었다고 한다. 그리고 현재, 그는 병의 치료보다는 예방이 우선이라는 생각으로 의료인과 일반인을 대상으로 한 기생충 세미나 등에 온 열정을 기울이고 있다.

이 책은 이와 같은 기생충의 정체를 밝히는 것은 물론 그 원인과 증상, 예방법과 치료법 등을 알아보며 이제까지 세상에 제대로 알려지지 않았던 인류의 건강을 위협하는 기생충을 살펴보려고 한다. 또한, 생활에서 실천할 수 있는 건강 수칙들을 소개하여 기생충 예방은 물론 각종 유해환경에서 건강한 삶을 영유하는 방법들을 제시하려고 한다.

의학사전에는 기생충을 '다른 숙주로부터 영양분을 공급받는 생물'로 정의하고 있다. 그래서 엄밀하게 따지면 박테리아, 바이러스, 곰팡이도 기생충으로 분류할 수 있지만, 이 책에는 일반적으로 분류되는 기생충만을 다루기로 한다.

또한, 기생충은 크게 몸 밖에서 활동하는 벼룩, 이, 옴. 진드기 같은 외부 기생충과 몸 안에서 활동하는 내부 기생충으로 나눌 수 있다. 이 책에서 '기생충'으로 표현하는 것은 대부분 내부 기생충을 지칭한다.

차 례

The Resurrection of Parasite

제 1부 | 기생충의 부활

1. 돌아온 기생충

요즘 항상 피곤하다. 쉬어도 피로가 쉽게 풀리지 않고, 잠을 많이 자도 피곤하기만 하다. 속은 늘 더부룩하고 아랫배에 가스가 차며 변비와 설사가 반복된다. 알레르기 증상도 있고, 대기 먼지에 점점 더 예민해진다. 피부가 거칠어지고 근육과 관절도 쑤시고 아프다. 왠지 삶이 무기력해지고 재미가 없다. 별다른 이유 없이 몸이 점점 야위어가는 느낌이다. 이유는 모르겠지만 내 몸이 정상은 아닌 것 같다. 의사를 찾아가 진찰을 받고 종합검진도 했지만, 결과는 항상 '정상'이다. 도대체 뭐가 문제일까?

'지금 내 이야기를 하고 있나?'라고 생각하는 독자가 있다면 일단 기생충 감염을 의심해봐야 한다. 최고의 위생 환경과 첨단 의료기술이 존재하는 21세기에 사는 우리에게 '가난한 시대에서만 걸리는 것'으로 여겨지던 기생충 감염이 새삼 무슨 문제가 되는 것일까? 그러나 기생충들은 우리의 이런 생각을 무너트리고 전 세계를 공격하고 있다. 인류가 기생충의 존재를 무시한 채 박테리아와 바이러스에 모든 관심과 노력을 기울이고 있던 사이 그들은 우리 안에 깊숙이 침투하고 있었다.

지금 이 순간에도 1,000가지 이상의 다양한 기생충들이 내 몸 어딘가에 숨어 살며 내가 섭취한 음식과 영양분을 빼앗아 먹고 노폐물을 배설하며 생존하고 있다. 이들에게 남녀노소, 동서고금의 차이는 의미가 없다. 기생충에게 인간은 그저 하나의 좋은 숙주일 뿐이다. 기생충학 전문가인 루이스 파리시 박사(Louis Parrish, M.D.)에 따르면 미국 인구의 80%는 한 가지 이상의 기생충에 감염되어 있다고 한다.

1997년, 우리나라는 <전 국민 장내 기생충 감염 실태 조사>를 마지막으로 시행한 후 기생충이 우리에게서 사라졌다고 여겼다. 그러나 기생충은 그 종류가 매우 다양한 데다 과거 학계에 발표되지 않았던 신종 기생충까지 출현하고 있어 기생충이 완전히 사라졌다고 볼 수 없다.

사실 우리나라에서 사라졌다고 믿고 있는 기생충은 기생충의 네 가지 종류 중 하나인 토양매개성 장내 선충(회충, 요충, 구충 등)을 말한다. 식품을 통해 전염되는 선충, 흡충, 조충 등은 여전히 감염 문제를 안고 있는 것이다. 그 예로 장모세선충 감염률은 1993년 이후 매년 증가하고 있으며, 최근 해외여행객의 증가로 국내에 전례가 없던 기생충 감염 사례가 점점 늘고 있다. 특히 외국에서 유입된 말라리아 원충의 경우 약제에 대하여 저항성을 가지는 약제내성 종인데다 감염률이 점차 높아지고 있어 우려할 만한 상황에 이르렀다.

2. 인체의 4대 주요 기능

'질병'은 영어로 'Disease'라고 한다. 이는 "신체기능이 수월하게 돌아가지 않는 상태"라는 뜻이다. 건강하다는 것은 단지 질병 등으로 인한 신체의 이상 증세가 없는 것만을 나타내는 것은 아니다. 즉, 인체의 모든 기능이 서로 조화를 이뤄 최상의 기능을 유지할 수 있는 상태를 의미하며, 특히 인체의 4대 기능이 원활하게 작용함을 나타낸다.

그렇다면 인체의 4대 주요 기능은 무엇일까?

· 영양분 섭취와 소화기능

· 독소 제거와 배출기능

· 호르몬 기능

· 면역기능

이와 같은 인체의 4대 주요 기능과 모두 관련이 있는 가장 중요한 기관은 바로 '장'이다. 장은 섭취한 음식물을 소화하고 양분을 흡수하는 기능을 수행하며, 흡수되고 남은 찌꺼기를 배출하는 역할을 담당한다. 또 장은 뇌의 명령이나 조절 없이 자생할 수 있는 조직으로 뇌에서 분비되는 호르몬과 동일한 물질을 분비하여 스스로 그 기능을 조절할 수 있다. 그래서 장을 제2의 뇌(Gut as a second Brain)라고 부르기도 한다. 또한, 장에는 전체 면역세포의 80%가 존재하며 외부의 균을 제거하는 기능도 있다.

이처럼 장이 여러 주요 기능을 담당하기 때문에 "장이 건강하면 몸이 건강하다", "인생의 초반기에 장을 잘 보호하고 건강하게 지켜주면 우리 인생의 후반기 건강은 장이 책임진다."라는 말이 생겨난 것이다.

그동안 다양한 환자들을 대하면서 한 가지 공통적으로 발견한 것은 환자의 장 기능에 문제가 생기면 다른 모든 신체기능에 문제가 따르고, 결국에는 병이 되기 쉽다는 것이다. 그런데 이처럼 중요한 장의 문제를 다룰 때 반드시 짚고 넘어가야 하는 부분이 있다. 바로 기생충이다.

3. 기생충의 부활, 문제는 우리에게 있다

기생충 감염에 대한 인식과 현재의 의료 환경에는 크게 세 가지 문제점이 있다.

첫 번째는 의사와 환자의 무관심이다.

기생충 감염은 저개발 국가만의 문제가 아닌 선진국을 포함한 전 세계적인 문제다. 그러나 누구 하나 기생충의 위험성에 대해 별 관심을 두지 않는다. 이는 기생충에 감염되었을 때의 증상들이 다른 일반 질환의 증상과 너무나도 비슷하기 때문이다. 예를 들어 환자가 변비, 설사, 더부룩함, 아랫배에 가스가 참, 복통, 근육통, 관절염, 빈혈, 알레르기, 피부질환, 과민한 신경, 불면증, 이 갈기, 만성피로, 두통 등과 같은 증상을 호소할 때 "기생충 감염 문제입니다. 대변검사를 하고 구충제를 복용해야 합니다."라고 답변해줄 의사가 과연 몇 명이나 될까? 더구나 약국에서 구충제를 쉽게 살 수 있는 한국의 상황에서는 더 이상 말할 나위도 없다. 미국에서는 구충제가 처방 약물에 속하기 때문에 일반 구입이 안 되지만, 그렇다고 해서 의사가 구충제를 처방하는 경우도 거의 없다.

미국에서 살고 있는 필자가 직접 여러 의사에게 물어보았지만, 전공 분야와 관계없이 구충제를 처방해준 의사는 아직까지 한 번도 보지 못했다. 마찬가지로 지금까지 만났던 한인 환자나 미국인 환자 중 구충제를 처방받았다는 환자 역시 단 한 명도 없었다. 심지어 어떤 의사는 기생충 약을 처방하지 않는 이유가 기생충이 없어졌기 때문이라고 주장한다. 문득 학창 시절, 선생님께서 물어보실 때 답이 생각나지 않으면 잘 써먹던 말이 생각난다. "배운 적이 없는데요!"

의사들이 기생충에 관심이 없는 가장 큰 이유는 의과대학에서 기생충 관련 공부를 별로 하지 않기 때문이다. 명색이 흰 가운을 입은 의사인데 매일

냄새 나는 대변 샘플이나 들고 돌아다니며 연구해야 하는 기생충학은 인기가 없을뿐더러 암이나 심장, 뇌 질환처럼 일반의 관심 대상이 아니기 때문이다(기생충학이라는 분야가 돈벌이하기에 시원치 않기 때문이기도 하다). 결국, 이러한 현실적인 이유 때문에 일반 의사들이 환자를 진단할 때 기생충 감염을 의심할 리 없고, 더더군다나 일반인들이 기생충에 감염되었다고 의심할 가능성은 더욱 없다.

두 번째 문제점은 기생충 검사의 한계성이다.

만약 기생충 감염을 의심한 의사가 정확한 진단을 위해 환자의 대변 샘플을 검사하더라도 검사결과는 대부분 정상으로 판명된다. 왜냐하면 현재 시행되고 있는 기생충 관련 검사는 감염 여부의 정확성 부족, 검사할 수 있는 기생충 종류의 한계, 검사상 불편함 등의 문제점이 있기 때문이다. 기생충 검사에 대한 내용은 6장에서 자세하게 다루려고 한다.

세 번째 문제점은 현대인들의 면역력 저하로 인해 기생충에 감염될 확률이 높아졌다는 점이다.

대기오염, 정신적 스트레스, 생활용품에 들어 있는 수많은 화학물질, 가공식품, 중금속, 전자파, 항생제와 약물과용, 지나친 가공 음식물의 섭취 등이 인체의 면역력을 약하게 하여 결국 기생충에 더 쉽게 감염되는 상황을 초래한 것이다.

4. 기생충 감염 현황

우리가 기생충을 잊고 살아가는 동안에도 기생충은 예나 지금이나 세계 곳곳에서 인류의 건강을 위협하고 있다. 전 세계의 기생충 감염 현황을 살펴보자(표 1-1).

■ 표 1-1. 국가별 기생충 감염 현황

기생충 종류	단위(백만)	지역
구충	1,298.00	전 세계, 개발도상국
회충	1,472.00	전 세계, 개발도상국
사상충	13.00	인도네시아, 필리핀, 서남아시아, 중국, 인도
간흡충	7.01	중국, 한국, 대만, 베트남
광절열두조층	9.00	전 세계(날생선 식용국가)
Dracunculus medinensis	0.08	사하라 남부, 아프리카, 예멘
다방조충	2.70	전 세계
극구흡충	0.15	필리핀, 태국
양간흡충	2.40	중국, 이집트, 유럽, 이란, 남아메리카
장흡충	0.21	방글라데시, 캄보디아, 중국, 인도, 인도네시아, 라오스, 태국, 베트남
이형류흡충	0.24	이집트, 이란, 한국
왜소조충	75.00	미국, 호주, 개발도상국
로아사상충	13.00	사하라 남부 중부, 서아프리카
요꼬가와흡충	0.66	한국, 서남아시아
사상충	17.66	중, 남부아메리카, 사하라 남부, 아프리카, 예멘
타이간흡충, 고양이간흡충	10.33	카자흐스탄, 라오스, 태국, 우크라이나
폐흡충	20.68	중국, 한국, 라오스, 에콰도르, 페루
방광주혈흡충	113.88	아프리카, 서부, 지중해 연안국
장간막주혈흡충	1.73	사하라남부, 아프리카
일본주혈흡충	1.55	중국, 서부 태평양 지역
만손주혈흡충	83.31	아프리카, 서부 지중해 연안국, 카리비안해 연안국
메콩주혈흡충	0.91	캄보디아, 라오스
분선충	70.00	전 세계(아열대 지역)
소고기촌충	77.00	전 세계(소고기 식용 국가)
유구조충	10.00	전 세계(돼지고기 식용 국가)
편충	1,049.00	전 세계, 개발도상국
반크로프트 사상충	107.00	아시아, 중남미, 사하라남부, 아프리카, 서태평양국가

자료출처: 기생충학회지(Journal of parasitology 85:379-403)

다음은 세계 곳곳의 기생충 감염 현황을 보여주는 보고들이다.

· 1996년 하노이에 설립된 Korea Clinic에서 정부파견 의사로 활동 중인 김시찬 의사의 보고에 의하면 베트남 농촌 인구는 100%, 도시 인구는 60%가 기생충 감염률을 나타냈다.

· 1996년, 일본 사이타마현 오고세 지역의 상수도에 와포자충(cryptosporidium) 감염으로 약 9천 명의 주민이 설사 증세를 보였다.

· 1998년, 호주 시드니에서 와포자충 감염으로 수많은 사람이 질병에 시달렸다.

기생충 감염 문제는 보건 선진국이라는 미국도 예외일 수 없다. 아래는 미국의 기생충 감염 현황을 보여주는 보고들이다.

· 1991년, 걸프전 참전 군인들이 기생충 감염 질환(Leishmaniasis)을 앓아 수혈하지 못하도록 통고를 받았다.

· 1992년, 종교적으로 돼지고기를 먹지 않는 4명의 유대인의 뇌에서 유구조충(Pork tapeworm) 알이 발견되었다.

· 1993년, 워싱턴 지역의 한 패스트푸드 식당에서 발생된 대장균으로 인해 수십 명이 사망하고 수백 명이 입원하였다.

· 1993년, 위스콘신 주의 밀워키에서 상수도의 와포자충 감염으로 인해 400명 이상이 사망하고 4십만 명 이상이 심각한 질병을 앓게 되었다.

· 2005년, 뉴욕의 호수공원(Seneca lake state park) 출입이 폐쇄되었다. 1,700명의 청소년과 어린이들이 크립토 기생충에 감염되었기 때문이었다.

· 2005년, 오하이오 주와 켄터키 주 위생국은 수영장에서 발생한 180건의 크립토 기생충 감염 사건을 조사하였다.

· 기생충학 전문가인 루이스 패리시 박사(Louis Parrish, M.D.)는 1991년 조사 결

과 뉴욕 시민의 25%는 기생충에 감염되어 있으며 2025년경에는 전 세계 인구의 50%가 감염될 것이라고 한다. 그는 현재 미국인의 감염률이 80% 정도라고 주장하고 있다.

그렇다면, 과연 우리나라의 경우는 어떠할까? 표 1-2에서 알 수 있듯이 전 국민을 대상으로 한 장내 기생충 감염 검사를 마지막으로 실시한 1997년도까지는 그 감염 정도가 상당히 줄어들었음을 알 수 있다.

■ 표 1-2. 한국의 기생충 감염 현황

기생충	1971년	1976년	1981년	1986년	1992년	1997년
검사자수(명)	24,887	27,178	35,018	43,590	46,912	45,832
양성율(%)	84.3	63.2	41.1	12.9	3.8	2.4
회충	54.9	41.0	13.0	2.1	0.3	0.06
구충(12지장충)	10.7	2.2	0.5	0.1	0.01	0.007
편충	65.4	42.0	23.4	4.8	0.2	0.04
동양모양선충	7.7	1.0	0.2	0.02	0.004	0
간흡충	4.6	1.8	2.6	2.7	2.2	1.4
폐흡충	0.09	0.007	0	0.002	0	0
요꼬가와흡충	-	-	1.2	1.0	0.3	0.3
유무구조충	1.9	0.7	1.1	0.3	0.06	0.02
축소조충	-	-	0.009	0.005	0.002	0
왜소조충	-	0.6	0.4	0.2	0.01	0.02
요충	1.3	-	12.0	3.6	0.9	0.6

자료출처: 한국 건강관리협회(1997)

그렇다면 그 이후에는 기생충 감염에 안전한 대한민국이 되었을까? 그러나 여러 조사 결과는 여전히 기생충 감염의 심각함을 보여주고 있다. 다음은

1997년 이후 발생한 기생충 문제를 연도별로 구분한 보고들이다.

- 1999년, 서울시 보건위생과 심정수 식품안전관리팀장은 유명 백화점과 대형 식품매장 11곳을 대상으로 젓갈류에 대한 위생 단속을 한 결과 7곳에서 '에키스 링구스'라는 기생충을 발견하였다.

- 1999년, 한림대 의대 기생충학교실 허선 교수가 춘천 지역 유아원과 유치원 어린이 4,711명을 조사한 결과 9.2%가 요충에 감염되었음을 발견하였다.

- 2002년, 한국 기생충학회지에 따르면 고신대 의대 옥미선 교수팀과 연세대 원주의대 이규재 박사팀이 2001년 경상남도, 강원도 지역의 농촌 초등학교 어린이들을 대상으로 요충 감염을 조사한 결과, 경남은 12.6%, 강원도는 9.8%가 요충에 감염되었다고 발표했다.

- 2002년, 연세대 의대 기생충학교실이 전북 익산 지역의 개의 배설물과 고양이의 내장을 통한 기생충 감염률을 조사한 결과 고양이의 90%, 개의 30%에서 하나 이상의 기생충 알이 나왔다고 발표했다.

- 2003년, 국립보건원 국정감사 자료에 의하면 전남 7.8%, 강원 1.9%, 서울 0.5%가 원충 감염률이 있다고 한다.

- 2004년, 한국소비자보호원이 5월~7월 수도권 가정에서 기르는 애완견과 이구아나의 배설물 110건을 검사한 결과 애완견 배설물의 12.7%, 이구아나의 배설물의 6.5%에서 기생충이 검출되었다고 발표했다.

- 2004년, 서울대 의대 기생충학교실 채종일 교수팀은 7월~10월 한국 건강관리협회 각 지부를 통해 전국 4,137명의 대변을 수집, 검사한 결과 기생충 감염률이 8.1%로 집계됐다고 발표했다.

- 2005년, 식품의약품안전청은 국내에서 시판 중인 김치 생산업체 502곳의 제품을 수거해 검사한 결과 16개 회사 제품에서 기생충 알이 검출됐다고 발표했다. 식약청에 따르면 검출된 기생충 알은 개·고양이 회충 알 9건, 회충 알 4건, 판독할 수 없는 종류의 기생충 알이 3건이었다.

· 2005년, 식품의약품안전청은 인터넷에서 판매되는 중국산 수입 김치 16개 제품 중 9개 제품을 수거해 검사한 결과, 살아 있는 기생충 알이 검출되었다고 발표하였다. 검출된 기생충은 회충, 구충, 동양모양선충, 사람등포자충 등이었다.

· 2006년, 서울시 보건환경연구원은 식육 및 도축 40,240건에 대한 검사를 벌인 결과, 7,358건에서 지방간, 장충, 폐충출혈, 출혈 등에 감염된 것으로 조사됐다.

이처럼 기생충은 우리가 인식하지 못하고 있었거나, 무시하고 있던 사이에도 아주 가까운 곳에서 지속적으로 우리를 공격하고 있었다.

5. 내 몸이 기생충의 숙주?

기생충학자들에 따르면 기생충은 매우 현명하여 숙주의 면역체계에 들키지 않으면서도 잘 서식하고 절대 숙주를 죽이지 않기 때문에 기생충 몇 마리 때문에 사람의 건강에 큰 문제는 없다고 설명한다. 그런데 한번 생각해보자. 기생충이 섭취하는 영양분은 어디에서 오는가? 물론 숙주다. 다시 말해 내가 섭취한 음식의 영양분(탄수화물, 단백질, 지방, 비타민, 미네랄 등)을 기생충들도 함께 나눠 먹는다는 의미다. 종류에 따라서는 하루에 수백 개 또는 수십만 개(예를 들어 요충의 경우)의 알을 까는 기생충들이 내 생존에 필요한 영양분을 뺏어 먹고 있는 것이다. 이는 기생충이 뺏어 먹는 영양분 때문에 정작 나에게 필요한 영양분이 부족할 수 있다는 의미다. 그러나 기생충학자 중에는 기생충이 먹어치우는 양분의 양은 그리 큰 문제가 아니라고 주장하기도 한다.

이런 얘기가 있다. 어느 손님이 식당에서 수프를 시켰는데 접시에 보니 파리가 빠져 있었다. 그래서 웨이터에게 파리가 빠졌다고 지적하자 그가 퉁명스럽게 대답했다. "파리가 먹으면 얼마나 먹는다고!"

또 한 가지 생각해볼 문제는 "이 기생충들이 어디에다 배설할까?"다. 기생충도 살아 있는 생명체이기 때문에 에너지원을 대사하고 나면 반드시 배설물을 분비한다. 바로 내 몸이 이들의 화장실인 셈이다. 기생충이 배설하는 각종 독소가 인체 내에 쌓이게 되어 결국 사람의 건강에 악영향을 미치는 것은 당연한 결과다.

앞에서도 언급했듯 기생충은 숙주가 죽으면 자신도 죽기 때문에 숙주를 죽일 만큼 괴롭히지는 않는다. 물론 숙주가 너무 약하면 결국 공멸할 수도 있으며 기생충 또한 수명을 다하고 죽으면 숙주에게 각종 문제를 일으키는 경우도 있다.

표 1-3을 통해 알 수 있듯이 기생충 감염으로 인한 사망률은 그리 심각하지 않게 보일 수도 있다. 기생충 감염과 관련된 대부분의 통계자료는 감염으로 인한 사망률만을 보여준다. 그러나 기생충 감염으로 인한 가장 큰 문제는 직접적으로 숙주를 죽이는 것보다 간접적으로 숙주에 여러 이상 증상을 일으키며 건강을 악화시키는 것이다.

■ 표 1-3. 기생충 감염으로 인한 질병률과 사망률

기생충	감염 숫자(단위:백만)	질병율(%)	사망자 수(명)	사망률(%)
회충	1,472	23	60,000	0.004
구충	1,298	12	65,000	0.005
림프계사상충	120	37		
회선사상충	18	4.2	45,000	0.25
주혈흡충	200	10	20,000	0.01
편충	1,049	21	10,000	0.001

자료출처: 기생충학회지(Journal of parasitology 85:379-403)

지금까지 살펴본 것처럼 기생충은 결코 우리 주변에서 사라지지 않았으며 온 인류의 무관심 속에 다시 꿈틀대기 시작했다. 마치 파티에 초대받지 못해 화가 난 마녀가 공주를 100년 동안 잠들도록 저주를 내렸다는 동화처럼 기생충은 화가 난 마녀가 되어 인류의 건강을 위협하는 존재로 다시 등장했다.

The Resurrection of Parasite

제 2부 | 초대받지 못한 손님

1. 손님의 정체를 밝혀라

'기생'이란 뜻의 영어단어 'parasitos'는 그리스어인 '파라(para: 곁에서, 옆에서)'와 '시토스(sitos: 음식)'가 합쳐진 것으로 '음식의 옆'이라는 뜻이다. 고대 그리스인들은 '사원의 제사를 돕는 제관들'을 지칭할 때 이 말을 사용했다. 그 후 이 단어는 귀족들에게 재미있는 이야기를 들려주거나 새로운 소식을 전하고 잔심부름을 해서 밥을 얻어먹는 식객들을 부르는 이름으로 쓰였다. 그래서 다른 생명체에 기생하여 생존하는 생명체를 지칭할 때 기생충(parasite)이라는 단어를 사용하게 된 것이다. 이 때문에 무언가에 빌붙어 사는 사람을 가리켜 '기생충 같은 인간'이란 표현을 자연스레 사용하게 된 듯하다.

2. 기생충의 과거

기생충에 대한 관심은 서양에서뿐만 아니라 동양에서도 오래전부터 있었다. 회충의 역사는 기원전부터라고 알려져 있으나 중국의 황제 시대(3700, BC)에는 장충, 토충으로 기록되어 있다. 옛 동양 의학서에 삼충, 오장충, 구충, 12종충 등을 지칭하는 문헌이 나오는 것을 보면 그 옛날에도 오늘날의 기생충학자 못지않게 많은 관심이 있었음을 알 수 있다.

허준의 동의보감도 기생충에 대해 다음과 같이 말하고 있다.

"아홉 가지 기생충은 모두 음식을 조심하지 않거나 생선회, 날것 또는 찬 음식을 과식하여 쌓이면 습열이 되고 이 습열이 작용하여 담과 어혈이 생기며 그것이 오행의 기를 따라서 변화됨으로써 별의별 기괴한 벌레로 변하는데 아홉 종류의 이름이 있다."

또 이 책에서는 복충, 우충, 백충, 육충, 폐충, 위충, 약충 또는 격충, 적충, 요충과 같은 아홉 가지 기생충의 이름을 열거하고 각각의 형상과 나타나는 증상 등을 기록하고 있다.

"사람이 과로하면 열이 나고 열이 나면 충이 생긴다. 심충을 회충이라 하고 비충을 촌충이라 하며 신충은 납작하게 썰어놓은 실 가닥 같이 생겼으며 간충은 살구를 으깨놓은 것처럼 붉은빛이고 폐충은 누에 같이 생겼으며 이런 모든 기생충이 사람을 죽인다. 그중에서도 폐충이 가장 급하며 폐충은 폐엽 속에 살고 있어 폐를 좀먹기 때문에 폐병이 된다. 각혈을 하며 목소리가 쉬는데 약을 먹어도 도달되지 않아 고치기 힘들다."

기생충 감염을 치료하는 대목도 나온다.

"위충이 생기면 흙, 숯가루, 생쌀 등을 즐겨 먹는다는 식이요법까지도 관찰하고 있고 요충은 대장에 살고 있으며 숫자가 많으면 치질이 생기고 가려움증이 된다."

간충은 오늘날의 간디스토마, 폐충은 폐디스토마를 분명하게 나타내고 있다. 현미경도 없던 시절에 이렇게 임상적으로 정확한 내용을 알았다는 선현의 지혜에 다시 한 번 감탄하지 않을 수 없다.

또한, 옛 문헌에는 이러한 기생충 치료를 위해 민간요법으로 해인초, 사군자의 인, 산초의 과피, 고련피 및 비자 등을 달여서 복용하였다고 기록되어 있다.

3. 기생충의 종류

기생충은 육안으로는 확인할 수 없을 정도로 작은 크기의 미생물 입자에서부터 약 10미터까지 자라는 것까지 여러 가지 종류가 있다. 기생충 전문가들은 미국 내에서만 확인된 기생충의 종류가 약 342종 정도라고 말한다. 그에 반해 미 질병관리국은 그 종류가 수천 종이 넘을 수도 있다고 발표하였다. 캐나다 토론토 대학의 기생충학 교수인 댄 브룩스(Dan Brooks) 박사는 개인적으로 약 5천 종류 이상의 기생충을 관찰하였는데, 그중 70%는 아직도 과학계에 알려지지 않은 종류라고 보고하였다. 또 어떤 학자는 기생충의 숫자가 지구에 존재하는 모든 생물체의 4배 정도가 될 것이라고 보고하기도 하였다. 그러나 해마다 수많은 종류의 새로운 기생충이 발견되기 때문에 아직까지 정확한 종수는 알려져 있지 않다.

이처럼 그 종수마저 헤아리기조차 어려운 기생충의 생존 기간에 대한 연구가 1979년 영국에서 진행되었다. 연구방법은 2차 세계대전 때 포로생활을 했던 영국군인 600명의 기생충 감염실태를 조사한 것이었다. 그 결과 조사자의 약 15% 정도가 포로생활 중에 감염된 기생충을 30년이 지난 후에도 여전히 몸속에 가지고 있었다.

기생충은 일반인들이 알고 있는 것처럼 장에만 서식하지 않는다. 기생충이 서식하는 인체의 기관은 다음과 같다.

· 소화기관: 197종류

· 구강, 기관, 조직: 107종류

· 순환기 기관: 21종류

· 피부조직: 56종류

기생충은 생명주기, 발달과정, 필요한 영양분의 종류, 숙주, 일으키는 질병, 모양, 기능 등에 따라 다양하게 나눌 수 있다. 대표적인 기생충의 종류를 알아보자.

1) 원충류(Protozoa)

원충은 습기가 있는 대부분 환경(연못, 강, 호수, 어항 등)에 서식하는 기생충으로 처음에는 작은 동물로 알려졌지만, 지금은 기생충 중 가장 단순한 종류로 분류하고 있다.

원충은 단세포로 이루어진 가장 하위의 동물이기 때문에 현미경을 통해서만 볼 수 있다. 그런데 이러한 원충은 전체 기생충의 90%를 차지하며 종류에 따라서는 다른 기생충처럼 알을 낳는 것이 아닌, 자신을 복제하는 방식으로 빠르게 번식하기도 한다.

원충은 대부분 다른 숙주에 의존하지 않고 자유롭게 생존할 수 있다. 그러나 특정 종류의 원충은 숙주에게 해를 입히기도 한다. 1875년, 이질아메바에 의해 원충류가 질병을 일으키는 병원균으로 알려지게 되었다.

원충류는 혈액이나 림프를 타고 숙주의 여러 조직으로 퍼져 나갈 수도 있다. 일부 종류는 적혈구에 붙어 서식하기 때문에 '미생물 흡혈기'라고 불리기도 한다.

원충류는 수돗물의 염소 처리에도 제거되지 않는다. 또 포낭 속에 있는 원충은 소화액에도 용해되지 않는다. 인체의 소화액이 쇠를 녹일 수 있는 페하(ph) 2의 강산이라는 것을 생각해보면 원충의 생명력이 얼마나 강력한지 알 수 있다. 원충류가 일으키는 질병은 상하수도 시설이 되어 있지 않은 지역에서 물을 잘못 마셔 고생하는 경우가 가장 흔하다.

원충류는 지구 환경의 변화, 국제 교류의 증대, 식품 산업의 발달 등으로 쉽게 퍼지기 때문에 '신종전염병'으로 불리기도 한다. 대표적인 종류로는 이질아메바(Entamoeba histolytica), 장편모충(Giadia lamblia), 질 트리코모나스(Trichomonas vaginalis), 톡소포자충 곤디이(Toxoplasma gondii), 주폐포자충(Pneumocystis carinii), 말라리아 원충(Plasmodium malariae), 도노반 레슈마니아(Leishmania donovani)가 있다.

이 중에서도 이질아메바, 장모편충, 말라리아 원충의 특징, 감염증상 등에 대해 좀 더 알아보자.

· 이질아메바

일반 검사로 잘 나타나지 않지만, 기생충 감염 중 많은 부분을 차지하는 것으로 알려져 있다. 감염 시 이질아메바가 소화기관에서 림프 쪽으로 이동하기 때문에 감염 여부를 파악하기 어려우며 일반 약물에 잘 견딘다. 감염 증상으로는 복통, 구토, 설사 등이 있으며 대부분 심각한 질환을 일으키지는 않는다. 그러나 경우에 따라서 간염, 이질, 발열 등이 나타나며 심한 경우에는 간, 폐, 뇌 조직 등에 농양을 일으키기도 한다. 만일 대장에서 간으로 옮겨가 농양을 일으킨 경우에는 간 검사를 위한 조직검사 중 환자가 사망할 수도 있다.

일부 경우에는 스테로이드 계열의 약물 복용이 잠복 상태에 있던 기생충을 자극하여 증상을 악화시키기도 한다. 그래서 임상적으로 기생충 감염이 의심되는 장 질환 환자를 치료하는 경우 스테로이드 계열의 약물을 사용하기 전에 반드시 이질아메바 감염 문제를 고려해야 한다.

전 세계 인구의 약 10%가 이질아메바에 감염된 것으로 알려져 있고, 그 결과 약 5천만 명이 이질이나 간농양에 걸리며, 그중 약 10만 명이 사망한다고 한다. 그러나 실제 감염 여부를 확인하는 것은 매우 어렵기 때문에 더 많은 감염 사례가 있을 것으로 추정된다.

· 장편모충

아메바와 같이 포자 형태로 전염되며 음식, 식수, 애완동물 분비물, 수돗물, 강물, 우물물 등 다양한 환경에 서식한다. 성인보다는 어린이들에게 더 많이 감염되고, 지역별로는 추운 지방 보다는 더운 지방에서 더 자주 보이며 전 세계적으로 널리 퍼져있다.

통계 보고에 의하면 미국에서는 해마다 약 2백만 명이 장편모충에 감염된다고 알려져 있다. 그러나 이 수치는 검사를 통해 임상적으로 감염이 확인된 경우이기 때문에 실제로는 훨씬 더 많은 감염자가 있을 것으로 예상한다.

장편모충에 감염되면 부화한 알이 20분마다 복제를 할 수 있기 때문에 약 두 달이면 몸 전체에 감염을 일으킬 수 있다. 장내에 서식하는 경우 장벽에 달라붙어 음식 소화나 흡수기능을 막아 장염을 일으킨다. 대표적인 감염 증상으로는 설사, 속 더부룩함, 체중 감소, 장내 점액분비, 복통, 오한, 발열, 두통 등이 있다.

또한, 간의 담관을 막는 경우에는 쓸개 질환과 유사한 증상이 나타나기도 한다. 소장벽의 융털돌기에 손상을 입히는 경우에는 치료 후에도 계속적인 감염으로 인한 문제가 남는다. 대표적인 증상으로는 만성 철분 부족, 빈혈,

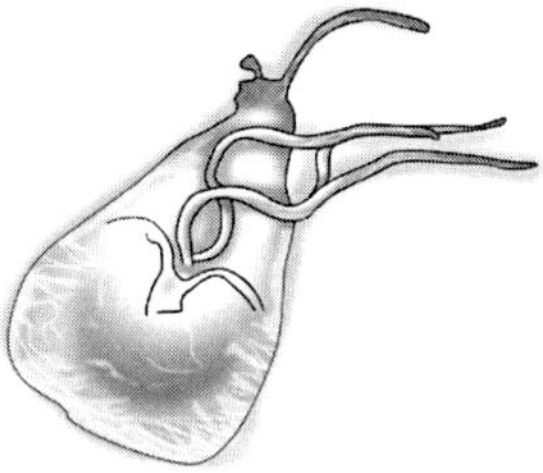

장편모충: 오염된 식수에 의해 전염되는 대표적인 기생충

비타민 A, B12 결핍, 혈중 칼슘 저하, 엽산 저하, 지방 흡수 이상 등이 있으며 장편모충에 만성 감염된 경우에는 만성피로와 우울증 등을 일으키기도 한다. 또한, 특정 혈증이 있는 감염자에게는 면역결핍증을 일으키는 것으로 알려져 있다.

· 톡소포자충

고양이를 통해 전염되는 대표적인 종류다. 감염 증상으로는 사산, 출산 직후 영아 사망 및 선천성 장애, 맥락망막염 등이 있다. 특히 임신 초기에 감염 위험이 크지만, 감염 임산부 중 86%는 정상적인 아이를 출산한다. 최근에는 수두증, 뇌석화 등 선천적 톡소포자충감염 증례가 보고되어 임산부에서 신생아로의 수직 감염이 임상 예로 나올 만큼 위험한 수준임을 알 수 있다.

아직까지는 출생 후 어린이의 톡소포자충 감염 예는 보고되지 않았지만, 피부뇌염, 수막뇌염 등의 형태로도 나타날 수 있다.

이와 같은 톡소포자충 감염을 예방하기 위해서는 들고양이가 애완용 고양이와 접촉하는 것을 막고, 임산부는 고양이와의 접촉을 피해야 한다.

2001년 예방의학회지에 따르면 제주도 지역을 대상으로 조사한 결과 고등학생 4,570명 중 5.5%가 톡소포자충 감염에 양성이었으며, 가임 연령 여교사 318명 중 3.8%가 양성이었다. 더구나 들고양이 198마리 중 26마리가 톡소포자충 면역검사에서 양성 반응을 보였다는 결과는 앞으로도 감염자가 계속 증가할 수 있음을 보여주고 있다.

· 말라리아

말라리아는 단일 질환으로는 가장 많은 감염자를 발생시키는 기생충 감염에 의한 전염병이다. 전 세계적으로 매년 약 3~5억 명이 감염되며 그중 1~2백만 명이 목숨을 잃는다.

말라리아를 유발하는 원충에는 3일열원충, 4일열원충, 열대열원충, 난형원충이 있다. 그중 3일열원충은 가장 넓은 지리적 분포를 나타내어 온대, 아열대 및 열대 지방에서 모두 유행한다. 열대열원충은 아열대 및 열대에 주로 분포하나 온대 지방에서도 간혹 발생한다. 이 두 가지 열원충이 전 세계적으로 주종을 이루고 있다. 그 밖에 4일열원충은 열대열원충과 거의 같은 지역에 분포하나 발생 빈도가 낮고, 난형열원충은 그 분포가 매우 국소적이어서 아프리카 일부 지역에서만 볼 수 있다.

최근의 말라리아 농후 유행 지역으로는 아프리카 중남부 지역, 중미 및 남미 지역, 중동 지역, 인도 및 동남아시아 지역, 말레이시아 및 태평양군도 등이다. 우리나라에서 발생하는 말라리아 감염은 토착 3일열원충에 의한 것으로 1970년대에 사라졌던 것이 1993년 이후 다시 유행하기 시작하여 2005년까지 약 21,700여 명의 감염 환자가 발생하였다. 국내에서 유행하는 3일열원충은 중국 얼굴날개모기에 의해 전염되며 혈액을 타고 간으로 이동하거나 적혈구에 감염된다.

감염된 모기로부터 흡혈(포자소체 주입)된 후 임상 증상이 나타날 때까지의 잠복기는 약 14일이 소요되지만, 1~3년까지 간에 잠복할 수도 있다. 말라리아 환자가 보이는 전형적인 임상 경과는 한두 시간 동안 오한, 두통, 구역질 등을 보이는 오한기를 거쳐, 따뜻하고 건조한 피부, 빈맥, 빈호흡 등을 보이는 발열기가 3~6시간 이상 지속된 후 땀을 흘리는 발한기로 이어지게 된다. 발열 이외에도 오한, 빈혈, 두통, 식욕부진, 비장 종대, 혈소판 감소 등의 증상을 보인다. 빈혈은 적혈구의 파괴 때문에, 비장종대는 파괴된 적혈구 및 헤모글로빈의 침착에 의해, 혈소판 감소증은 항혈소판 항체가 형성되어 유발된다. 열대열원충에 감염되었을 때는 저혈압, 뇌성 혼수, 간질성 폐렴, 심근부종 등을 일으킬 수 있으며, 사구체 신염이나 신증후군, 급성 세뇨관 괴사증, 흑수열 등 신장 질환 등의 합병증을 초래할 수도 있다.

말라리아 감염은 한 여름인 7, 8월에 집중적으로 발생하나 10월까지는 환자가 계속 늘어난다. 지역적으로 휴전선 인근 지역, 경기도 연천, 파주, 고양, 김포, 인천 서구와 강화 등에서 발생하며 최근에는 수입 말라리아 발생이 증가하고 있다. 말라리아 위험 지역에 거주했거나 여행했던 사람에게 위에서 열거한 증세가 나타나면 말라리아 감염을 의심해 보아야 한다. 일단 말라리아가 의심되면 혈액검사로 말라리아 원충을 확인할 수 있다. 아직 말라리아 예방주사는 개발되지 않았으며 예방할 수 있는 약물이 있을 뿐이다.

말라리아 예방의 최선책은 모기에 물리지 않도록 주의하는 것이다. 이를 위해 여름철에는 야간에 실외 활동을 자제하고 방충망을 설치하거나 옷에 모기약을 뿌려두는 것이 좋다. 또한, 가능한 긴 옷을 입고, 모기가 좋아하는 검은색보다는 흰색 옷을 입는 것이 좋다.

국내에서 발병한 말라리아는 치료 실패 사례가 거의 없을 정도로 약물로 잘 치료된다. 그러나 약물치료로 원충이 혈액에서 사라지더라도 간에 잠복한 원충 제거를 위해서는 추가적인 약물치료를 해야 한다. 해외 말라리아 위험 지역을 여행할 때는 반드시 예방약을 복용한다.

2) 선충류(Nematoda)

기생충 중에서 가장 잘 알려진 종류로 오염된 토양을 통해 사람에게 알이 옮겨진다. 선충류의 하나인 회충에 감염되지 않은 동물은 지구상에 존재하지 않는다고 할 정도로 그 감염 정도가 심하며 심지어 식물에도 기생한다. 약 50종류의 회충이 사람에게 기생하고 있다고 알려져 있으며, 학자에 따라서는 전 세계 인구의 약 75%가 선충류에 감염되었다고도 말한다. 선충류는 심하게 감염되지 않는 한 감염 증상이 잘 나타나지 않으며 다른 기생충에 비해 건강에 미치는 피해 정도가 덜하다.

선충류의 대표적인 종류로는 회충(roundworm), 십이지장충, 구충(hookworm), 요충(pinworm), 분선충(Strongyloides stercoralis) 선모충(Trichinella spiralis), 아니사키스(Anisakine larvae), 개, 고양이 회충(Toxocara canis, Toxocara cati), 사상충(Filaria), 개사상충(Dog heart-worm), 편충(whipworm) 등이 있다.

· 회충

중국의 황제 시대(B. C. 3700년)와 히포크라테스 시대(B. C. 460년) 때부터 기록될 정도로 오래전부터 전 세계적으로 가장 많은 감염을 일으키는 기생충이다. 전 세계적으로 약 10억 명 이상이 회충에 감염된 것으로 알려졌으며, 우리나라에서는 과거에 소화기계 기생충으로서 가장 흔하게 검출되던 종류였지만 생활환경의 향상과 함께 채소의 거름으로 분뇨사용을 중단하면서 토양을 통한 감염 사례는 현저히 줄어들었다. 그러나 애완동물을 통한 감염률은 아직도 높은 편이다. 특히 손을 입에 자주 갖다 대는 아이들에게 감염률이 높다.

일단 회충에 감염되면 간이나 폐가 손상되며, 알레르기 증상을 일으킨다.

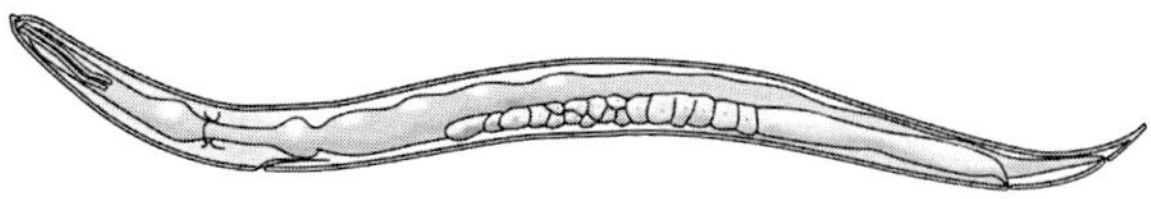

회충의 해부도

아이들이 감염된 경우에는 불안증, 복통, 식욕부진, 알레르기, 기침 등이 나타나며 감염 정도가 심하면 단백질이나 지방, 탄수화물 흡수 등에 이상이 생겨 영양 결핍증이 나타난다. 어른이 감염된 경우에는 복통, 부종, 알레르기, 불면증, 체중 감소 등의 증상이 따른다.

· 구충

구충은 크게 두비니 구충과 아메리카 구충으로 나뉜다. 1838년 두비니라는 학자가 환자의 십이지장에서 처음 발견한 두비니 구충은 우리나라에서는 십이지장충이라고 불리기도 하였다.

유충은 습기가 많은 토양에 서식하며 사람이 맨발로 다닐 때 피부를 직접 뚫고 들어가거나 입을 통해서 감염된다. 구충은 혈관을 타고 폐로 이동하여 기관지를 거쳐 식도로 전이된다. 그 후 식도를 타고 소장으로 내려가 서식하게 되는데, 이빨같이 생긴 갈고리 모양의 조직을 통해 장벽에 흡착하여 대량의 혈액을 빨아 먹는다.

미국의 남부, 중남부, 아프리카, 동남아시아, 호주 등지의 습기가 많은 지역에서는 아메리카 구충 감염 사례가 많고, 우리나라에서는 음식을 통한 두비니 구충 감염 사례가 많다. 대표적인 감염 증상으로는 피부를 뚫고 침입할 때 나타나는 피부염, 가려움증, 수포, 홍반 등이 있으며, 현기증, 폐렴, 식욕 감퇴, 체중 저하, 빈혈, 장 흡수장애, 소화 장애, 부종, 심장비대, 저혈압, 구토, 이상 감각 등이 있다.

· 요충

어린이가 가장 쉽게 감염되는 기생충이다. 감염 경로는 오염된 음식, 물, 집 먼지, 가사 물건이나 직접적인 신체 접촉 등이 있다. 암컷은 밤에 항문 주위에 알을 낳는데 이때 간지러워 그 부위를 긁다가 손에 묻은 알이 입으로 옮겨간다.

감염 여부를 판단하는 검사법에는 셀로 테이프를 이용한 항문 주위 도말법이 있는데 이 방법은 요충 암컷이 생애를 마치고 체외로 나와 산란했다는 점만을 확인할 뿐 반드시 장내에 충체가 있다는 것을 의미하지는 않는다.

항문 가려움과 설사가 대표적인 증상으로, 환자에 따라서는 가려운 부위에 통증을 호소하기도 한다. 때로는 뇌신경에 감염되어 심각한 행동장애를 일으키기도 한다.

소아과 의사인 리터박사(Leo Litter, M.D.)가 약 2천 명의 아이들을 대상으로 10년 동안 조사한 결과 요충 감염에 의한 증상 중 기존의 기생충 감염과는 무관한 것으로 알려진 여러 증상이 있다는 것을 발견하였다. 뇌 질환의 일종인 발작, 과다 행동장애, 시력 저하, 뇌종양 환자들의 EEG(Eelctroen-chapalogram)이상 검사결과가 요충에 감염된 아이들에게서도 동일하게 나타난 것이다.

요충의 어린 충체는 감염 후 25일까지 약제에 듣지 않으며 요충의 알은 외부에서 20일까지는 감염력을 유지하기 때문에 환자의 재감염률이 매우 높다. 그래서 일반 기생충 약으로 쉽게 박멸되지 않는다.

· 분선충

열대와 아열대 지역에서 많이 발생하며 오염된 땅을 맨발로 다니면 감염될 수 있다. 분선충은 인체 내에서 30년 이상 서식할 수 있으며 수놈은 인체에서 발견되지 않고 암놈은 수놈 없이 단성생식을 한다. 애벌레는 주로 발톱이나 발바닥 부위의 피부나 땀구멍을 뚫고 감염된다. 일단 감염되면 정맥혈류, 심장, 폐, 기관지, 기관, 인두, 식도, 위를 거쳐 소장에 정착한다.

일반적인 기생충 검사로 잘 나타나지 않으며 장이나 폐에서 성충으로 성장한다. 중증일 때에는 객담에서도 유충이 검출되며 십이지장액 검사로 유충 검사를 할 수 있다.

주요 증상으로는 피부 병변, 복통, 설사, 속 더부룩함, 호흡장애, 폐렴 등이 있으며, 사람 사이에서 감염되는 접촉 감염성 종류이기 때문에 정신병원, 양로원, 교도소, 보육원 등 단체생활을 하는 곳에서는 특별한 감염관리가 필요하다.

· 선모충

대부분 오염된 토양을 통해 감염되지만, 돼지의 근육 안에 서식하는 종류는 예외다. 만약 충분히 익히지 않은 돼지고기를 먹은 경우 포낭이 소화액에 의해 녹아 그 안에 있는 유충이 발달하게 되어 근육으로 이동하고, 다시 보호막에 싸이게 된다. 결국, 성충은 후두, 폐, 횡격막, 복부, 턱, 팔 등에서 서식한다.

선모충감염으로 인한 증상은 너무나 다양해서 임상적으로 알려진 증상을 거의 다 포함한다. 감염 증세는 성충이 어느 부위에 있느냐에 따라 달라진다. 처음 감염된 1주일 동안은 성충이 소장에 손상을 입혀 급성 설사, 멀미, 구토, 복통 등을 일으킨다. 그 후 성충이 근육조직으로 옮겨가면 심한 근육통을 일으킨다. 마지막으로 성충이 보호막을 만들어 서식하게 되면 탈수 현상과 부종을 일으킨다. 이렇게 되면 입, 얼굴, 눈썹 등이 붓고 호흡곤란은 물론 말을 하거나 음식물을 씹는 활동이 힘들어진다. 또는 뇌막염이나 폐렴 등 심각한 질환을 일으키기도 한다.

· 고래회충

고래나 물개 등의 해산 포유류의 위에 기생하는 유충이며 고래회충에 감염된 생선회를 먹게 되면 아나시키스라는 감염증을 일으킨다. 고래회충은 인체에서 유충이 성충으로 자라지는 않는다. 대표적인 감염 대상으로는 갈치, 꽁치, 멸치, 물가자미, 붕장어, 참가자미, 연어, 도미, 청어 등이 있으며, 회로는 잘 먹지 않는 고등어, 대구, 명태, 참조기 등도 유충 감염률이 높다.

그렇다면, 왜 고래에 서식하는 기생충이 모든 생선에게 퍼지게 되었을까? 기생충 전문가에 따르면 고래가 대변을 배설하면서 회충 알을 뿌리면 그것이 1차 숙주인 물벼룩 등을 통해 다른 생선이 감염된다(고래의 배설량이 엄청나기는 하겠지만 그래도 전체 바다의 크기를 생각한다면 그 양이 미비한 관계로 필자로서는 선뜻 이해하기 어려운 부분이기도 하다).

만일 사람이 고래회충에 2차 숙주인 생선을 회로 먹은 후 감염되면 약 3시간 이후부터 복통, 메스꺼움, 식은땀, 설사, 두드러기 등의 증세가 나타난다. 특히 유충이 위나 장벽을 뚫고 침입하기 때문에 출혈이 생기나 이때는 이미 유충이 위나 장벽으로 들어간 경우가 많아 위내시경으로도 감염 확진이나 적출하지 못하는 수가 많다. 심한 경우 감염 부위를 절단해야 하는 경우도 있으며, 만성으로 경과하는 동안 위궤양이나 악성 종양으로 오진하는 일도 많다.

고래회충은 일반 기생충 약이나 위산, 심지어 방사능에도 생존할 만큼 생존력이 뛰어나며 아직까지 적절한 치료제가 없는 상황이다. 고래회충의 감염을 피하기 위해서는 우선 기생충이 서식하는 생선의 내장을 먹지 않는다. 그러나 생선이 죽으면 내장에 있던 기생충이 근육 쪽으로 이동하기 때문에 가급적 생선회의 섭취를 줄이고 섭취 시에는 바로 잡은 싱싱한 것을 택해야만 한다.

· 개회충

개가 있는 모든 지역에서 발생할 수 있으며 특히 5세 이하의 어린이가 많이 감염된다. 주요 감염원은 오염된 흙과 애완동물의 털이다.

개회충은 개의 분변과 함께 배설된 충란이 숙주의 체내에서 부화한다. 만일 사람이 충란을 먹게 되면 소장에서 부화한 후 장 점막을 뚫고 혈액을 타고 나와 간, 폐 등으로 옮겨가 발열, 기침, 천식, 복통, 간 비대증, 폐렴 등을 일으킨다.

개회충에 의해 발생하는 심각한 질병으로는 장에서 부화한 유충이 혈액을 타고 안구 조직으로 이행하는 유충안구이행증이 있다. 이 질환은 유충이 안구의 망막세포와 접촉하여 염증을 일으키고 섬유소 결합조직을 형성하여 결과적으로 부분적인 시력 손상 또는 상실을 초래한다. 미국에서는 매년 700명 이상이 이 질병으로 영구적 시력손상을 입고 있으며, 국내에서도 5건 이상의 감염 예가 보고되었다.

또한, 유충이 대뇌로 이행하는 유충대뇌이생증이 있는데 이는 간질양 발작을 일으키는 것으로 지금까지 전 세계적으로 약 30건의 감염 증례가 보고되었다.

3) 촌충류(Cestoda)

인체에서 사는 기생충 중 가장 큰 종류다. 촌충은 스콜렉스(Scolex)라는 머리를 장벽에 박고 사는데 촌충이 장벽에 머리를 박고 있는 한, 몸이 잘려 나가도 거기서 새로운 촌충이 또 자랄 수 있다. 경우에 따라서는 몸길이가 18m까지 자라기도 하며 기생충 종류 중에서 '슈퍼충'이라고 불릴 만큼 생존력이 뛰어나다. 촌충은 입과 소화기관이 없다. 오랜 세월 숙주에 기생하여 사는 동안 별 필요성이 없어 자연적으로 소멸한 것으로 알려져 있다. 촌충은 입과 소화기관이 없는 대신 숙주의 장벽에 붙어 마치 스펀지처럼 영양분을 직접 흡수한다.

촌충의 또 하나의 특징은 생식기관이 매우 발달되어 있다. 이들은 한 몸에 여러 개의 암, 수컷 생식기를 지니고 있으며, 알이 스스로 수정되어 배설물과 함께 배출된 후 다른 숙주에게 옮겨가 새로운 삶의 주기를 시작한다. 일부 알은 부화한 다음 작은 유충으로 자라 장내에서 서식하기도 하며 폐, 간, 뇌 등으로 서식처를 옮기기도 한다.

인체는 기생충을 이물질로 판단하고 물혹을 만들어 이 기생충을 감싼다. 그런데 정상적인 인체 활동에서 백혈구는 우리 자신의 몸을 공격하지 못하도록 구성되어있기 때문에, 우리 몸의 일부로 인식된 물혹 주머니는 백혈구의 공격을 받지 않는다. 따라서 촌충은 그 안에서 안전하게 서식할 수 있다.

만일 우리가 촌충의 물혹이 있는 고기나 생선을 섭취하면 음식물을 씹을 때 이 물혹이 터져서 그 안에 있던 유충은 그대로 우리의 장으로 들어간다. 일단 장으로 들어간 유충은 지속적인 분절을 하여 길게 자란다.

성충이 감염되는 대표적인 종류에는 민촌충(beef tapeworm), 돼지촌충(pork tapeworm), 생선촌충(fish tapeworm), 개촌충(dog tapeworm), 다방조충(Echinococcus granulosus) 등이 있으며, 유충이 감염되는 종류로는 유구낭미충, 스파르가눔, 포충 등이 있다.

· 민촌충

완전히 익히지 않은 쇠고기를 섭취하는 지역에서 주로 감염된다. 심각한 증상을 일으키지는 않지만 주로 소화 장애, 급성 장 폐쇄증 유발, 복통, 설사, 식욕 증진, 구토, 불안, 체중 감소 등을 일으킨다. 숙주가 섭취하는 탄수화물과 숙주 자체의 단백질 조직에서 영양분을 공급받으며 보통 20~25년 정도 장에서 서식한다.

· 돼지촌충

완전히 익히지 않은 돼지고기, 햄, 소시지 등을 섭취할 때 감염된다. 보통 근육조직에서 애벌레 상태로 지내다가 신경조직을 통해 다른 장기로 퍼지고 결국 소장 조직에서 서식하게 된다. 유충이 근육, 심장, 눈, 뇌 등에 감염되는 경우 심각한 해를 입힐 수 있으며 조충 감염 중에서 가장 심각한 문제를 일으킨다. 뇌에 감염되면 두통, 구토, 마비, 경련, 시력장애, 간질 증상 등을 일으킬 수 있다.

· 생선촌충

사람에게 전염되는 기생충 중에서 가장 큰 것으로 알려져 있다. 어떤 경우에는 하루에 1백만 개의 알을 낳기도 한다. 주로 발견되는 지역은 스칸디나비아, 러시아, 일본, 호주, 캐나다, 미국 알래스카 등이다.

생선촌충은 날생선이나 익히지 않은 생선을 섭취할 때 감염된다. 장내에 서식하며 영양분을 빼앗아 먹는데 특히 비타민 B12의 80~100%를 섭취하여 빈혈의 원인이 되기도 한다. 그 외 증상으로는 복부 팽만감, 멀미, 체중 감소 등이 있다.

외과적 적출법이 유일한 치료법이며 아직 효과적인 약제는 개발된 것이 없다. 다수 감염 시에는 외과적 치료도 어렵다.

· 개촌충

개촌충은 감염된 개에 서식하는 벼룩을 통해 전염된다. 특히 옥외에서 사육하는 개의 경우에는 위생 상태가 좋지 않아 벼룩 감염증이 높아서 특히 감염률이 높다. 성충은 15~70cm까지 자랄 수 있으며 일반적으로 분변에서 관찰되는 것은 오이씨 모양이다. 전 세계적으로 가장 흔하며 특히 어린아이들이 쉽게 감염되는데, 개와 직접적인 접촉(예: 개와 입맞춤, 개가 혀로 핥는 행위 등)을 통해 감염된다.

개촌충을 치료할 때는 숙주인 벼룩 감염증을 동시에 치료하는 것이 효과적이다.

4) 흡충류(Trematoda)

흡충류는 촌충보다는 크기가 작지만, 훨씬 심각한 문제를 일으킨다. 잘 알려진 주혈흡충의 경우 말라리아 다음으로 인류를 위협하는 기생충 종류다. 사람이나 동물에 기생하고 덜 익힌 생선, 갑각류, 식물 등을 섭취할 때 감염될 수 있다. 또 사람이 강, 호수 등지에서 헤엄을 칠 때 피부에 감염되거나 음식을 통해 인체로 들어온다. 흡충은 최근 한국에서도 그 감염률이 높아지고 있다.

대표적인 종류로는 주혈흡충(blood fluke), 간흡충(liver fluke), 폐흡충(oriental lung fluke), 양간흡충(sheep liver fluke), 장흡충(intestinal fluke), 요꼬와흡충 등이 있다.

· 주혈흡충

세계적으로 말라리아 다음으로 감염률이 높은 기생충이다. 주로 해외여행자 등이 감염된 후 국내에 귀국하여 발견된다. 주혈흡충은 크게 세 가지 종류로 나누어지는데 중간 숙주인 민물 달팽이가 알을 내보내면 물속에 있다가 사람의 피부를 뚫고 감염된다. 일단 피부를 뚫고 침입하면 혈관조직을 타고 간, 장, 방광 등으로 옮겨간다.

· 간흡충

중국, 베트남, 대만, 한국, 하와이 지역이 대표적인 감염 지역으로 민물 생선을 날로 섭취할 때 발생한다. 대표적인 매개체에는 붕어, 잉어, 향어 등이 있다. 국내의 경우 전국의 하천과 저수지를 중심으로 인근 지역에 약 100만 명 이상의 감염자가 있는 것으로 추정된다. 담관에서 서식하기 때문에 무기력증, 복수, 간 비대증, 소화불량, 복통, 간염, 오한, 발열, 황달 등의 증세를 일으킨다.

기생충의 수명이 10년 이상이기 때문에 한 번 감염되면 만성 감염이 되고 습관적으로 민물고기 회를 즐기는 사람의 경우 치료가 잘 안 되거나 재감염 가능성이 크다.

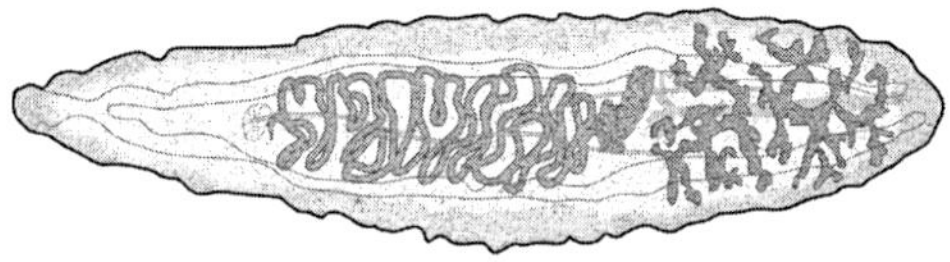

간흡충: 담도를 막아 간암이나 담석을 유발할 수 있다.

· 폐흡충

덜 익은 민물 게나 가재를 섭취한 경우 감염된다. 감염 환자의 약 50% 정도는 성충이 주로 폐에 손상을 입혀 폐결핵 증상과 비슷한 기침, 가래, 각혈, 기관지 확장, 폐렴, 흉막염, 농흉 등의 증상이 나타나며 폐질환에서 폐암으로 발전될 수 있다. 나머지의 경우 복벽, 난소, 등에 감염을 일으키며 뇌에 손상을 입히는 경우 간질, 경련, 마비, 반실불수, 실어증 등을 일으키기도 한다.

· 요코와흡충

동해안과 남해안으로 유입되는 크고 작은 하천 유역에 널리 퍼져있다. 민물 생선, 특히 은어, 황어 등을 날로 먹은 경우 감염된다. 인체에 침입하면 소장 벽에 서식하며 복통, 설사, 피로감, 탈수증 등을 일으킨다. 또한, 장간막정맥이나 림프관을 통하여 심장, 뇌, 척수 등으로 운반되기도 한다.

· 양간흡충

주로 물냉이 같은 수중식물을 섭취하여 유충에 감염되며 중남미, 아시아, 아프리카, 호주 등지가 주요 감염 지역이다. 간이나 담도에 감염되어 소화불량, 간 비대, 황달, 복수, 간경변증, 통증 등을 일으키고 장벽이나 안구 등을 침범하기도 한다.

· 장흡충

주로 동남아시아에서 발생한다. 유충에 감염된 식물의 껍질을 그대로 섭취할 때 감염된다. 주요 증상으로는 설사, 멀미, 구토, 복통, 부종 등이 있다.

4. 외부 기생충

숙주의 표면에 붙어사는 기생충을 외부 기생충이라고 한다. 대부분은 절지동물에 속하는 무척 동물로 관절로 된 여러 개의 다리와 단단한 외피를 가지고 있다. 절지동물은 곤충강와 거미강으로 분류된다. 곤충강에 속하는 외부 기생충으로는 벼룩과 이가 있으며 거미강에는 진드기가 있다.

외부 기생충은 주로 동물 건강에 영향을 미친다. 외부 기생충에 감염된 동물은 혈액을 빼앗기며, 가렵기도 하고, 괴롭힘을 당해 체중이 감소하거나 성장 발달에 지장을 받게 되는 경우가 많다. 적절히 치료하지 않으면 지속적인 스트레스로 인해 질병에 대한 저항력이 약해져 나중에 세균이나 바이러스에 의한 질병에 걸릴 위험이 커진다.

· 벼룩(Flea)

벼룩에 감염되면 매우 가려우며 타인에게 옮기기도 한다. 벼룩은 피부의 여러 곳을 옮겨 다니며 무는데, 물린 부위가 따끔거리고 가렵다. 벼룩은 번식력이 뛰어나 암컷 성충 한 마리가 하루에 충란 40~50개를 낳는다. 충란의 생존력은 매우 강하여 6개월 동안 스스로 생존할 수 있다. 충란이 적당한 온도와 습도 아래서 약 3주면 성충 벼룩이 된다. 벼룩은 페스트와 발진열을 매개한다.

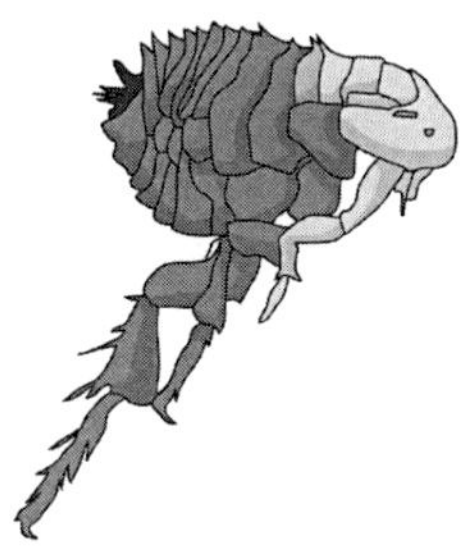

벼룩

· 이(Lice)

이는 날개가 없고 납작하며 털에 단단히 매달려 있는 곤충이다. 두꺼운 옷을 계속 입거나, 목욕을 자주 안 하고 생활환경이 불결할 경우 잘 발생한다. 이는 크게 서식환경에 따라 몸이, 털이, 머릿니 등으로 나뉜다. 단체생활을 하는 유치원, 어린이집, 초등학교 등에서 감염 사례를 쉽게 찾아볼 수 있다. 미국 초등학교에서는 머릿니를 예방, 치료하는 내용의 학교 공문을 가정에 보내 주의시키고 있다.

머릿니의 경우 확대경을 통해 자세히 살펴보면 감별할 수 있다. 이 감염 자체가 가려움증, 피부색소 침착 이외의 심한 증상을 일으키지는 않지만 이로 인해 머리가 가렵거나 집중력이 저하, 학습부진 등으로 이어질 수 있기 때문에 개인위생을 개선하고 감염자의 의류나 생활용품 사용을 금해야 한다.

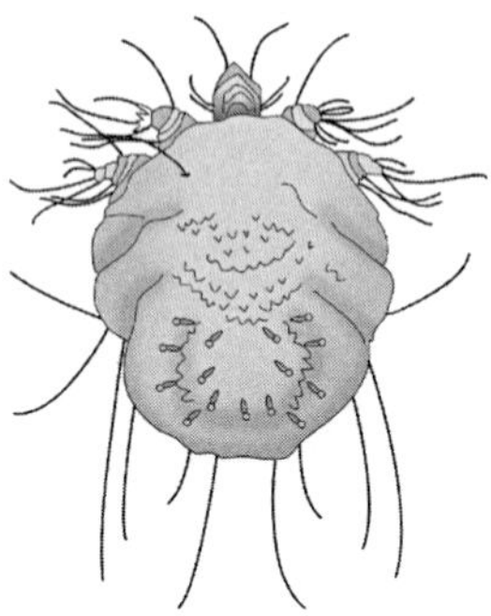

머릿니

· 진드기(Acarus)

진드기는 크게 집 안의 먼지 등에서 번식하여 알레르기성 피부염, 기관지 천식, 두드러기, 비염 등의 원인이 되는 집먼지진드기, 사람과 애완동물의 피부에 기생하여 피부염이나 가려움증을 일으키는 옴진드기, 애완동물에서만 발생하는 진드기 등으로 나눌 수 있다.

가정에서 기르는 애완동물이 옴진드기에 감염된 경우 가족 중에서도 가려움을 호소하는 경우가 흔하다. 그러나 사람의 피부에서는 번식하지 않으므로 증상이 경미하거나 대부분 자연적으로 치유된다.

· 빈대(Bedbug)

빈대류는 숙주로부터 자기 체중의 최고 5배까지의 피를 빨아 먹을 수 있다. 피를 빨 때에는 불쾌한 가려움을 주며, 개체가 많아지면 수면부족을 일으킨다. 감염 정도가 매우 심한 경우에는 신체가 허약하거나 빈혈증상이 나타날 수도 있다. 비둘기, 참새 등이 빈대류를 매개하는 것으로 알려져 있다.

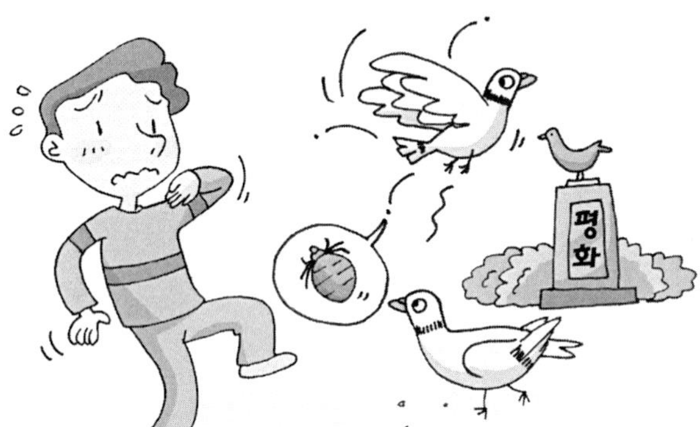

평화의 상징이 빈대 매개체?

The Resurrection of Parasite

제 3부 | 의사들도 모르는 기생충 감염 증상들

1. 증상이란

'증상'이라는 것은 우리 몸에서 무언가 잘못되어 있으니 조치를 취하라는 일종의 신호이자 어떤 문제가 발생하였을 때 스스로 치유하려는 활동이기도 하다. 대부분 질병은 그 증세가 심해지기 이전에 반드시 어떤 형태로든 증상을 나타낸다. 그래서 평소에 자신의 몸에 관심을 기울이고 나타나는 증상에 대하여 바른 조치를 취하는 것이 필요하다.

또한, 증상을 단지 약물에 의존하여 치료하는 대증요법은 증상의 근본적인 문제를 치료하지 못하기 때문에 나중에 더 심각한 문제를 일으킬 수도 있다.

카이로프랙틱 의사로 TBM(Total Body Modification)이란 요법을 창시한 빅터 프랭크(Dr. Victor Frank)에 따르면 평소에 몸이 계속 증상을 보여주는데도 적절한 조치를 취해주지 않으면 나중에 몸이 증상을 나타내지 않는다고 주장한다.

2. 기생충 감염 증상

기생충에 감염되어도 우리 몸은 증상을 나타낸다. 기생충은 주로 소장이나 대장에 침투해 살기 때문에 감염이 되면 복통, 고열, 설사 등의 증상이 나타날 수 있다.

그러나 기생충이 오로지 장에만 서식하는 것이 아니라 혈액과 림프를 통해 온몸으로 퍼져 나가 심장, 간, 비장, 눈, 심지어는 뇌 속으로도 침투한다. 게다가 세포나 세포 안의 DNA까지 침투할 수 있다.

기생충은 성장 단계에 따라서 배출하는 독소나 화학물질이 달라지며 이에 따라 우리 몸에서 빼앗아 가는 영양분도 바뀌게 된다. 그러므로 기생충에 감염되면 다양한 증상들이 나타난다.

기생충 감염으로 인한 증상들은 변비, 설사, 더부룩함, 아랫배 가스, 복통, 근육통, 관절염, 빈혈, 알레르기, 피부질환, 과민한 신경, 불면증, 이갈기, 만성피로, 두통, 구취(입 냄새), 정신장애 등이 있다.

하지만 기생충 감염으로 인한 증상들이 너무나 다양한 데다 다른 질환의 증상들과도 유사한 점이 많기 때문에 환자는 물론 의사마저도 감염 여부를 놓치는 경우가 많다.

기생충에 감염되었을 때 나타나는 여러 가지 증상들을 살펴보자.

1) 변비

간흡충 같은 경우 그 크기가 커지면 총쓸개관(Common bile duct)을 막아버릴 수도 있다. 이런 경우 지방 소화에 사용하는 쓸개즙이 장으로 분비되지 못하게 되면서, 소장에서 지방 흡수를 하지 못한다. 이렇게 되면 지방이 부족하게 되어 다양한 문제들이 발생한다. 흡수되지 못한 지방이 대변과 함께 배출되면 대변이 물에 뜨게 되고, 담즙이 원활하게 사용되지 못하면 변비가 생기는데 이때 변비 완화를 위해 식이섬유를 섭취하면 쓸개즙의 부족으로 식이섬유가 딱딱해지고 말라서 오히려 증상이 악화된다.

2) 설사

기생충의 90%를 차지하는 단세포 단위인 원충류는 장내에서 프로스트글란딘이라는 일종의 호르몬을 분비하는데, 이는 나트륨과 염화물의 배출을 촉진시켜 대변이 묽어지는 결과를 가져온다. 이러한 경우는 장내에 이물질이 있을 때 몸의 수분을 장으로 모아 물청소를 하듯 쓸어내 버리는 자연적 생리현상과는 다르다.

3) 더부룩함, 아랫배 가스 참

특정 기생충은 소장의 윗부분에 서식하며 염증을 일으켜 가스나 속이 더부룩한 증상을 보인다. 물론 소화 과정에서 가스를 만들어 내는 콩이나 생채소, 과일을 섭취했을 때도 비슷한 증상이 일어나기도 한다. 특히 많은 현대인은 음식물을 제대로 씹지 않고 바로 삼켜버리는 식습관 때문에 더더욱 이러한 증상이 심각해진다.

4) 과민성 대장 증상

흔히 설사와 변비가 반복되고, 복통과 소화불량 증세를 보이는 과민성 대장 증상은 기생충 감염으로도 발생할 수 있다. 기생충은 장내의 점막에 서식하면서 점막에 자극을 주거나 손상시켜 염증을 일으킬 수도 있다. 또 특정 영양분의 흡수를 방해하기도 한다.

5) 복통

아랫배 좌측에 에스장 결장이란 부위가 있는데 주로 흡충, 회충 등 큰 기생충들이 서식하면서 장벽에 염증을 일으켜 통증을 유발한다.

6) 맹장염

하복부 우측에는 대장과 소장을 이어주는 회맹부라는 부위가 있는데, 이 부위 밑에 충수돌기가 있다. 요충이 회맹부에 서식하여 염증을 일으키면 맹장염이 발병한다.

7) 근육통, 관절염

기생충은 성장 단계에 따라서 한곳에 머무르지 않고 다른 곳으로 이동하기도 하는데 주머니 같은 포낭에 싸여 관절액이나 근육으로 이동한다. 그런 경우 그 부위에서 통증을 유발하기도 하며, 이러한 기생충을 제거하기 위한 면역세포가 인체 스스로 조직을 공격하는 자가면역 질환이 발생하기도 한다. 특히 왜소아메바(Endo limax nana)라는 기생충은 뼈에서 칼슘을 섭취하여 관절염이나 골다공증을 일으키기도 하며, 선모충은 근육에 깊이 들어가 포낭을 형성하여 근육통을 일으킨다.

8) 빈혈

기생충도 생존을 위해 산소 공급이 반드시 필요하다. 그래서 혈액 속의 적혈구에 달라붙어 산소를 취하기도 하며 장벽에 붙어 영양분과 혈액을 함께 섭취하기도 하는데, 만일 기생충의 숫자가 늘어나게 되면 철분 부족이나 출혈로 인해 빈혈이 생길 수도 있다. 또 몸 안에 서식하는 촌충 중에서 가장 큰 광절열두 조충의 경우 비타민 B12 대사를 방해하여 빈혈을 일으킬 수 있다.

9) 알레르기

장벽에 서식하는 기생충으로 인해 염증이 생기거나 벽이 손상되면 작은 틈이 생기고, 그 틈새를 통해 소화되지 않은 커다란 음식 입자가 빠져나가는 소위 '장이 세는 증후군(Leaky Gut Syndrome)'이 발생할 수 있다. 그렇게 되면 인체의 면역세포 중 하나인 호산구가 활동하게 된다. 그 과정에서 인체 조직에 염증이 생기거나 알레르기 증상이 발생한다. 또는 기생충 자체가 면역 글로불린(IgE)의 생성을 일으켜 알레르기 증상이 나타나기도 한다.

10) 피부질환

장내에 서식하는 기생충은 독소를 분비하여 두드러기, 발진 등을 일으킬 수도 있다. 미생물 입자인 원충은 피부밑에서 서식하여 피부 궤양, 부종, 종기, 피부 가려움증을 일으킬 수도 있으며, 선모충은 주로 근육이나 횡격막에 서식하지만, 피부에 서식하며 여드름을 유발한다. 회충의 경우 건선, 습진 등의 원인이 된다.

11) 신경과민

기생충이 분비하는 각종 대사물과 독소가 신경세포를 자극해서 불안, 초조, 근심, 쉬지 못하는 증세를 일으킬 수 있다.

12) 불면증

기생충은 주로 밤에 활동하는데 이때 신경이 예민해져서 잠을 깊이 자지 못하게 된다. 동양 의학에서는 새벽 1~3시를 간이 활동하는 시간으로 본다. 간의 주요 역할이 해독작용이므로 만약 이 시간대에 자주 깬다면 간의 해독 기능에 문제가 있거나, 독소가 몸에 과도하게 쌓여 있을 가능성이 크다.

또 기생충의 대사물질인 암모니아가 뇌에 축적되어 불면증의 원인이 되기도 하며 기생충이 밤에 항문 주위에 알을 까는 경우, 항문 주변의 가려움증 때문에 잠을 잘 이루지 못하는 경우도 있다.

13) 이갈기

이갈기는 기생충의 활동 때문에 신경세포가 자극을 받아 나타나는 현상으로 주로 아이들에게서 발견된다. 낮에는 전혀 이를 갈지 않다가 밤에 잘 때만 이를 간다. 이를 가는 원인은 아직 정확하게 밝혀지지 않았지만, 필자의 의견으로는 인체의 운동, 감각세포가 많이 분포된 턱관절이 기생충의 활동에 자극을 받아 이를 가는 것으로 여겨진다.

14) 만성피로 증후군

만성피로 증후군은 항상 피로하고, 매사에 의욕이 없으며, 정신집중이 안 되고, 이유 없이 몸의 여러 군데에 통증이 있는 경우를 말한다. 그 원인 중 하나는 기생충이 숙주에게서 많은 영양분을 빼앗아 영양실조, 영양분 흡수 방해, 영양 불균형 등을 일으켰기 때문이다. (특히 비타민 A, B12의 흡수를 방해한다.)

최근 미국 뉴욕 시에서 만성피로 증후군 환자 400명을 검사한 결과 93%가 기생충에 감염된 것으로 나타났다.

15) 두통

두통의 원인에는 여러 가지 있지만, 기생충에서 나오는 독소가 뇌신경세포를 자극하거나 혈액 내 독소로 인하여 나타나기도 한다. 또한, 분선충은 편두통을 일으킨다.

16) 담석

기생충이 담관 내에 서식하며 담즙의 흐름을 막아버려 담석이 형성되기도 한다.

17) 구취

터키 과학자들의 연구 결과에 따르면 요충에 감염된 아이 중 구취가 심한 아이들에게 구충제를 복용케 한 결과 구취가 사라졌다고 보고하였다.

18) 정신질환

원충류가 혈액을 타고 뇌에 침입하여 뇌신경세포를 자극하거나 특정 부위의 기능을 방해하고 뇌신경 전달물질의 분비를 막아 우울증, 정신분열증, 조울증 등의 정신장애를 가져오기도 한다.

19) 숨이 차는 증상

회충 알은 최종 서식지인 장에 가기 전까지 온몸을 돌아다니는데, 폐에 알이 많이 쌓이게 되면 폐에 염증을 일으켜 숨이 차는 증상을 일으킨다.

20) 항문 가려움증

요충이 항문 주위에 알을 낳기 때문에 항문 주변이 가려운 증상도 나타난다. 이때 항문 주위를 긁으면 알이 손에 묻게 되고 다른 곳으로 퍼져 나간다. 특히 보름달이 차는 시기에 증상이 심해지면 요충 감염을 의심할 수 있다.

21) 간 기능 저하로 인한 황달

회충은 장에 서식하다가 간이나 담도로 옮겨가서 간 기능을 방해하거나 간 질환을 일으킨다.

22) 음식 크래빙(Craving)

음식 크래빙이란 갑자기 특정 음식을 먹고 싶은 식욕이 생기는 현상이다. 임산부가 입덧할 때 나타나기도 한다. 기생충의 주원료는 소화되지 않은 음식 찌꺼기다. 기능 의학적 관점에서는 이런 증상이 바로 평소에 자신이 소화를 못 시키는 음식물이라고 설명한다. 결국, 소화를 못 시키기 때문에 그 음식을 더 찾게 되고, 이때 발생되는 소화하지 못한 음식물은 기생충의 주원료가 된다.

23) 탈모

모낭충(Demodex brevis, folliculorum) 같은 기생충은 머리카락의 모낭에 서식하며 모발의 영양분을 섭취하여 염증과 탈모를 유발한다.

24) 자궁내막증

장흡충, 양간흡충, 간디스토마, 췌장흡충 등이 자궁 내막에 서식하며 염증을 일으킨다.

25) 불임

자궁, 난소, 자궁경부에 기생충이 서식하는 경우 불임의 원인이 된다.

26) 방광염

방광염의 원인 중 60~70%는 대장균 때문이라고 알려져 있지만 기생충이 원인이기도 하다.

27) 눈 부위의 통증

편모충, 선모충, 원생충, 십이지장충, 주혈흡충, 톡소플라즈마 등은 눈 부위에 서식하며 통증을 일으킨다.

28) 천식

음식이나 먼지를 통해 회충 알에 감염되면 위장에서 부화한 유충이 폐로 전염되고 천식을 일으킨다.

29) 당뇨

췌장흡충의 경우 원래 서식하던 동물의 췌장과 유사한 사람의 췌장에서 서식하며 인슐린을 분비하는 베타세포를 파괴하여 인슐린 분비를 방해한다.

30) 간질

회충의 유충이 뇌에 서식하는 경우, 회충에 붙어 있는 박테리아가 간질이나 뇌종양의 원인이 된다.

31) 암

현대 의학자들 중에는 기생충이 암의 원인이라고 주장하는 학자도 있다. 물론 아직까지 논란의 여지가 많은 부분이어서 좀 더 연구가 필요하다. 암 기생충설을 주장하는 대표적인 학자 중에 요하네스 피비거(Johannes A. G. Fibiger) 박사는 암 기생충설로 1926년에 노벨의학상을 받았다.

암 기생충설을 주장하는 훌다 클락(Hulda R. Clark, Ph.D., N.D)박사의 주장에 따르면 아세톤과 의약품 제조에 사용되며 화장품에 함유된 프로필 알코올이 암의 원인이라고 한다. 프로필알코올은 장에서만 살아야 할 장내 기생충을 다른 장기로 이동하게 해준다. 암을 일으키는 기생충의 유충이 소장을 통해 간으로 유입될 때, 간에서 이 유충들을 모두 죽인다. 그러나 프로필알코올이 축적된 간은 이 기생충들을 죽일 만한 힘을 잃게 되고, 따라서 기생 유충들은 간을 무사히 지나 혈관을 타고 인체의 여러 곳으로 퍼져 나갈 수 있다. 그러다가 면역기능이 약해진 장기에 서식하며 발암물질을 생산하게 된다. 그리고 곧바로 세포의 비정상적인 세포분열이 일어날 수 있고 이는 암세포로 발전한다.

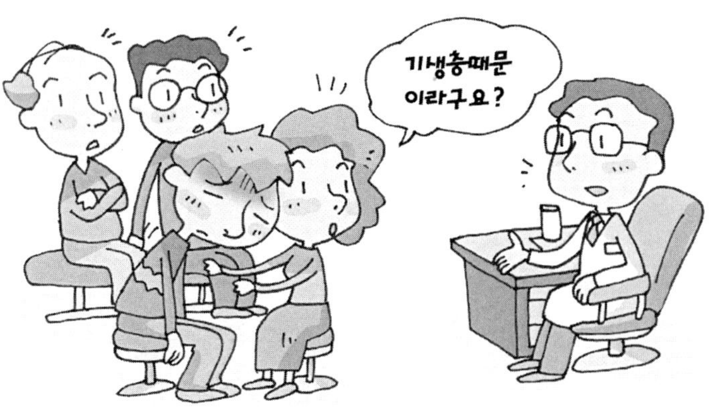

기생충 감염으로 인하여 각종 질환이 있을 수 있다.

The Resurrection of Parasite

제 4부 | 기생충 감염 경로

감염 경로

기생충 감염의 가장 큰 원인은 오염된 식수나 음식으로 인한 기생충 감염이라고 알려져 있다. 하지만 공중위생이 발달하고 음식 조리과정의 관리감독이 엄격해져도 심각한 환경오염으로 인하여 인간의 면역력이 약해지기 때문에 기생충에 감염될 위험성은 더욱 높아지고 있는 것이 사실이다.

기생충의 감염 경로는 매우 다양하지만, 대표적인 8가지의 감염 경로를 알아보자.

1) 식수

전 세계적으로 약 17억의 인구가 식수 오염으로 인해 해마다 기생충에 감염된다. 이처럼 오염된 식수는 기생충 감염의 가장 큰 원인으로 전 세계에서 공통적으로 나타난다. (여기서 말하는 식수란 염소 처리된 수돗물과 자연 상태에 존재하는 모든 물을 포함한다.)

가정에 식수를 공급하는 상수도의 원수에 문제가 있거나 수송 과정 중에 문제가 발생하면 상당히 심각한 기생충 감염을 일으킨다. 비록 수돗물의 안정성을 높이기 위해 염소 처리를 하더라도 기생충의 생존력이 다른 세균들보다 훨씬 뛰어나 제거하지 못하기 때문이다.

1993년에 미국 밀워키에서 발생한 크립토스포리디움이라는 원충류가 식수를 오염시켜 4십만 명이 질병에 걸리고 그중 100명 이상이 사망한 경우가 바로 그 예다. 문제가 되었던 크립토스포리디움은 강, 시냇물, 우물, 약수 등에도 서식할 가능성이 높기 때문에 야외에서 물을 섭취할 때에는 항상 주의해야 한다.

정부에서 아무리 수돗물이 안전하다고 주장하여도, 여전히 많은 사람아 수돗물을 그대로 마시지 않는다. 하지만 음식을 조리하거나 설거지를 할 때 수돗물을 사용하기 때문에 간접적인 감염이 발생할 수 있다.

이처럼 물을 직접 마시지는 않지만, 기생충에 오염된 물이 체내에 흡수되는 간접적인 감염 경로로는 수영과 목욕이 있다. 수영장에서 수영하는 경우

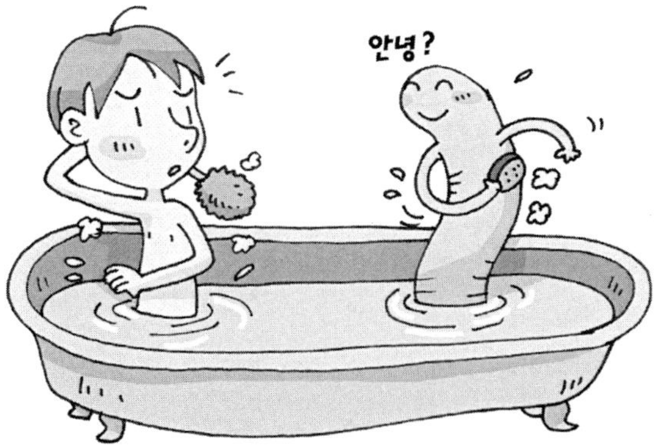

청결한 기생충 감염 경로

화장실에 자주 가게 되는데, 이는 수영장 물이 피부를 통해 흡수되기 때문이다. 물론 수영 선수들은 수영 도중 갈증이 나 일부러 수영장 물을 조금 마시는 경우도 있다고 하지만, 일반인들은 보통 숨을 쉬러 물 밖으로 나올 때 실수로 수영장 물을 마시게 된다. 그리고 이때 기생충 알도 함께 들어온다. 수영장 물 역시 염소 처리가 되어 있지만, 기생충은 죽지 않는다.

목욕도 마찬가지다. 샤워만 하는 경우는 크게 문제가 되지 않지만, 욕조에 물을 받아 30분 정도 몸을 담그고 있으면 우리 몸에는 수돗물 3컵 분량이 피부를 통해 흡수된다.

2) 음식

세계화 시대, 우리나라에도 다양한 국적의 음식들이 소개되고 있다. 그런데 이렇게 전 세계의 요리가 소개됨에 따라 다양한 음식 재료가 쓰이고 그에 맞는 조리법이 사용되고 있는데, 이러한 과정에서 기생충 감염 문제가 발생하게 되었다.

미국 질병통제국의 자료에 의하면 미국에서는 해마다 9천 명 정도가 식중독으로 사망하는 것으로 보고하고 있다. 음식으로 인한 식중독을 생각하면 흔히 덜 익힌 육류나 생선 등을 생각하는지만 채소나 과일도 결코 기생충 문제에서 예외가 되지 않는다.

· 돼지고기

돼지고기와 관련된 종류는 유구낭미충이다. 최근 돼지고기가 웰빙 음식으로 알려지면서 삼겹살도 모자라 오겹살까지 등장하는 등 그 인기가 대단하다. 하지만 덜 익힌 돼지고기를 섭취하여 발생하는 식중독 문제는 여전하다.

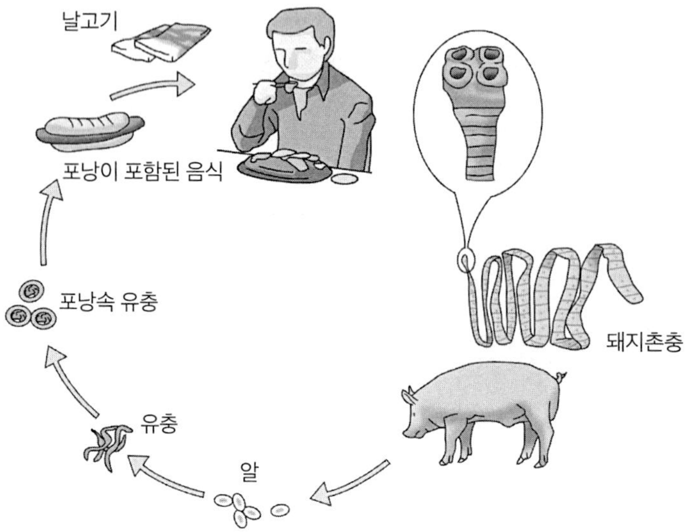

돼지촌충의 감염 경로: 모차르트가 돼지촌충에 감염되어 사망한 것으로 추정된다.

사실 유구낭미충은 단순히 덜 익은 돼지고기뿐만 아니라 돼지고기로 만든 햄이나 소시지에도 서식한다. 경우에 따라서는 유구낭미충이 장에 머물지 않고 뇌나 근육으로 옮겨가면 더 심각한 건강상 문제를 일으키기도 한다.

· 닭고기

닭고기와 관련된 기생충의 종류에는 살모넬라와 캠필로박터가 있다. 닭고기와 관련한 문제 중 하나가 달걀 섭취다. 우리나라에서는 건강을 유지하기 위해 아침에 날달걀을 마시기도 하며 또한 별식으로 날달걀을 밥에 넣어 간장에 비벼 먹고 있다. 실제 영양학적으로도 날달걀은 완전한 단백질 건강식품이어서 가능하면 계란을 날것으로 섭취하는 것이 좋다. 단, 조건은 유기농법으로 키운 닭에서 생산된 것이어야 한다. 통계에 의하면 유기농 달걀에 살모넬라균이 있을 확률은 2만분의 1 정도이다. 쉽게 말하면 70년 동안 매일같이 하나씩 먹어도 한 번 걸릴 수 있는 확률이다. 하지만 유기농법이 아닌 일반 공장형 양계장의 달걀은 그 안전도를 확신할 수 없다.

살모넬라에 감염되면 복통, 발열, 설사 등의 증세가 나타난다.

· 생선

생선회를 먹을 경우 기생충 감염의 위험성이 매우 높아진다. 일부 전문가들은 생선에 기생하는 고래회충인 아나사키스가 주로 생선 내장에만 서식하지만 일단 생선이 죽으면 근육으로 이동하기 때문에 싱싱한 회를 먹으면 감염 문제가 없다고 주장하기도 한다.

그러나 일식 전문 요리사들은 생선을 잡아 회를 뜨면서 기생충을 잡는 일은 흔하다고 한다. 물론 회를 뜰 때마다 기생충을 잡아낸다는 보장은 없다. 일부에서 전해지는 것처럼 매운 와사비가 기생충을 죽인다고 하여 회를 와사비에 재어 놓거나 비벼 먹어도 아무 소용없다.

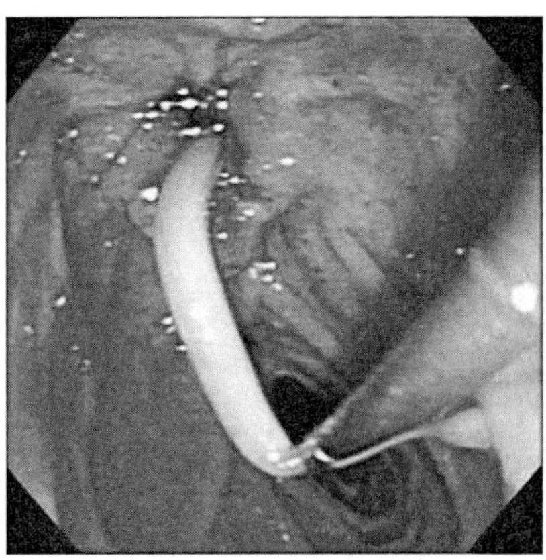

모든 해산물에 서식하는 고래회충을 제거하는 모습

생선에는 이 밖에도 게장이나 다른 해산물에 서식하는 간흡충이나 폐흡충도 서식할 수 있다.

이밖에 우리나라에서는 민물고기에 의한 기생충 감염은 여전히 심각한 상황이다. 이는 참붕어, 붕어, 모래무지 등 민물고기를 날것으로 먹는 습관 때문으로 특히 간흡충에 의한 간디스토마 감염이 크게 늘고 있다. 2005년 5월 질병관리본부의 보고에 따르면 간디스토마에 감염된 국민은 117만여 명으로 추정하고 있다.

· 기타 음식

건강을 생각해서 채식을 고집하는 사람들이 주장하는 것 중 하나가 육식으로 인한 기생충 감염 문제이다. 그러나 채소나 과일도 기생충 감염에는 예외가 될 수 없다. 1996년 미국에서는 과테말라에서 수입한 라즈베리(raspberry)를 통해 약 1천 명이 사이클로 스포라라는 기생충에 감염된 적이 있었

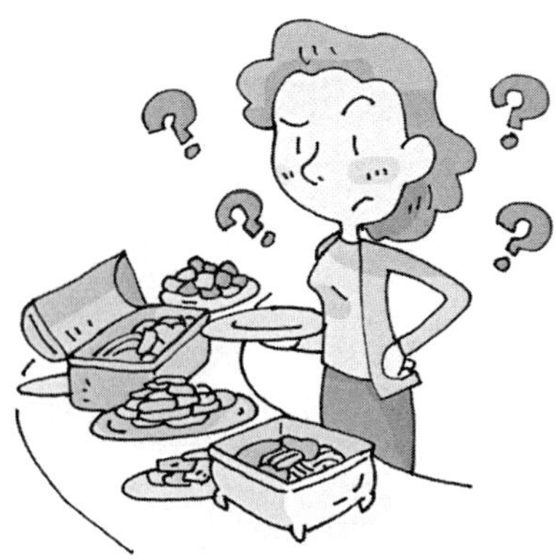

인생은 선택의 연속이다. 먹을 것이냐? 말 것이냐?

다. 몇 년 전 우리나라에서도 중국산 김치에서 기생충 알이 발견되어 논란을 일으킨 적이 있었다. 요즈음 값싼 수입 농산물이 여러 가지 안전 문제를 일으키고 있는데, 개도국의 농산물은 재배 방법이나 수송, 가공과정에 관계된 위생 규정이 미흡하므로 이러한 문제가 발생한다.

3) 여행

해마다 많은 사람이 해외여행을 한다. 우리나라에서는 2006년에 내국인 해외여행자 수가 1천만 명을 넘었으며 미국의 경우에는 2003년 한 해 동안 약 5천6백만 명이 해외 각지로 여행하였다. 그러나 여행객들이 돌아올 때에는 기념품뿐만 아니라 각종 전염병과 기생충도 가져왔다. 전염병과는 다르게 기생충 감염은 감염 정도가 심한 경우에만 바로 증상이 나타나고 일반적으로 기생충의 성장 단계에 따라 몇 주 또는 몇 달 후에 문제가 발생하기도 한다. 특히 최근에는 열대 지방에서만 발생하는 것으로 알려져 있던 말라리아 감염 문제가 우리나라를 비롯해 전 세계적으로 증가하고 있어 여행 시 주의가 필요하다.

우리나라도 해외여행객이 날로 증가하는 추세이기 때문에 더욱 주의를 기울여야 한다. 기생충도 세계화 시대이기 때문이다.

해외여행 중 발생할 수 있는 기생충 질환은 다음과 같다.

· 간질증

기생충에 오염된 물이나 수초를 먹으면 감염된다. 기생충이 장관을 뚫고 들어가 간으로 침입하여 간세포를 파괴하고 담도를 막을 수 있다.

· 광동주혈선충증

동남아시아, 태평양 제도에 분포하는 기생충이다. 본래 숙주인 들쥐에 기생하다가 중간 숙주인 달팽이의 유충을 섭취하면 감염된다. 사람의 몸에서는 뇌에 침투하여 호산구성 수막뇌염을 일으킨다.

· 낭미충증

돼지촌충의 알을 먹어서 감염된다. 뇌실, 혀를 포함한 인체의 여러 부위를 돌아다니면서 두통, 언어장애, 신경박약 등의 증상을 일으킨다.

· 사상충증

사람을 무는 검정파리, 꼽추 파리에 의해 감염된다. 피부에 큰 혹을 만들거나 시력장애, 피부염을 일으킨다. 검정파리는 강가에서 주로 물리며 낮에도 사람을 문다. 따라서 이런 지역은 가급적 피하거나, 부득이한 경우 긴 옷을 입고 방문해야 한다.

· 리슈마니아증

리슈마니아는 모래파리가 감염시킨다. 증상은 모래 파리에 물린 부위에 궤양이 나타나거나 다른 피부 부위로 진행되어 점막이나 연골까지 파괴되기도 한다. 내장까지 침투되는 경우 고열과 함께 간, 비장 비대증이 일어나기도 한다. 여행한 후 3~6개월 후에 증상이 나타나므로 진단이 매우 어렵다. 여행지에서 모기나 파리에 물리지 않도록 주의해야 한다.

· 메니나충

기생충을 가지고 있는 물벼룩과 물을 함께 먹는 경우 감염된다. 발목 부근에 물집을 생기는 증상을 보인다. 물은 반드시 끓이거나 적절한 여과법을 사용한 후 먹어야 한다.

· 모두충

태국, 필리핀, 인도네시아 등에서 주로 발생하며 한국, 일본 등에서도 발생할 수 있다. 유충을 가지고 있는 물고기를 먹으면 감염된다. 유충이 장에서 자란 후 장 점막을 침습하여 만성 설사를 일으킨다.

· 바베시아

감염된 동물의 적혈구 내에 기생하는 원충을 흡혈한 진드기류가 사람을 물어 감염시킨다. 증상은 말라리아와 비슷하다.

· 트리파조노마

야생동물이나 가축에 기생하는 트리파조노마가 트리아토마라는 벌레에 의해 물려 전염되며 샤가스병을 일으킨다. 세계보건기구에 의하면 멕시코에서 아르헨티나까지 중남미 지역의 주민 1천6백~1천8백만 명이 샤가스병에 감염된 것으로 추정하고 있다. 이는 사람이 닭, 개 등과 함께 집 안에서 자는 것이 원인이라고 알려져 있다. 또한, 샤가스병 보균자의 혈액을 수혈받는 경우에도 감염된다.

벌레에 물리면 벌레에 있는 기생충이 몸으로 들어가 눈 주변이 붓고 열이 난다. 한번 감염되면 평생 지속되어 치명적인 심장병을 일으킬 위험이 있다.

· 사상충

모기에 의해 전파된다. 감염되면 발열과 림프선염이 생겼다가 저절로 좋아지는 증상을 보인다. 시간이 지나면서 림프관이 막혀 다리나 고환이 크게 붓는다.

· 선모충

잘 익지 않은 돼지고기 섭취를 통해 전염된다. 동물의 근육에 있던 기생충이 몸으로 들어오면 설사를 일으키고 시간이 지나면 근육으로 이동하여 염증을 일으킨다.

· 수면병

샤가스병을 일으키는 트리파노조마라는 기생충이 있는 체체파리를 통해 전염된다. 체체파리는 주로 낮에 무는데 물린 부위에 통증, 부종이 있으며 림프선이 붓는다. 기생충이 뇌까지 침투하면 뇌염을 일으켜 계속 잠을 자게 된다. 적절한 치료가 이뤄지지 않으면 사망하기도 한다.

· 스파르가눔

감염된 뱀이나 개구리를 생식할 경우 감염된다. 유충이 눈, 피부, 장기 등을 파괴하여 염증을 일으킨다.

· 열두조충

송어나 연어의 살 속에 있는 기생충을 먹으면 감염된다.

· 주혈흡충

물속에 있는 기생충으로 사람의 피부를 뚫고 들어가 여러 부위로 이동하면서 병을 일으킨다. 전 세계적으로 약 2억 명이 감염되어 있으며 매년 약 80만 명이 이 때문에 사망한다. 장이나 혈관에 기생하면서 설사를 일으키고 시간이 지나면 간경화를 일으킨다.

· 포낭충

개, 돼지 등의 배설물에 있는 기생충 알을 먹어 감염된다. 손을 잘 안 씻거나 과일, 채소 등을 잘 씻지 않고 먹으면 감염될 수 있다.

이외에도 간디스토마, 폐디스토마, 말라리아, 아메바, 지알디아 등도 있다.

그렇다면 해외여행 중에 발생할 수 있는 질병을 예방하는 방법은 무엇일까.

(1) 열대 기후의 국가를 방문하는 경우 담당 의사와 상담하는 것이 좋다.
(2) 해외여행 중 외국인과의 성 접촉을 피하고 혈액 접촉을 일으키는 침술 치료나 문신 새기기 등을 피한다.
(3) 말라리아 유행 지역을 여행하는 경우 여행 전, 후 그리고 여행 중 예방약을 복용한다.
(4) 익히지 않은 고기, 생선, 해산물 등은 먹지 않는다.
(5) 식수는 구입하여 마시고 얼음이나 수돗물은 마시지 않는다.
(6) 안전성이 확실하지 않은 경우 여행지의 수돗물로 양치질을 삼가고 콘택트렌즈를 세척하지 않는다.
(7) 과일은 껍질을 벗겨 먹는다.
(8) 벌레에 물리지 않도록 주의한다. 특히 말라리아를 전염시키는 모기에 조

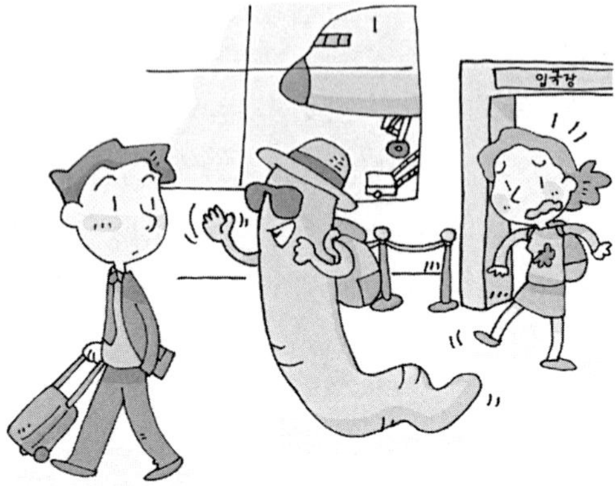

home sweet home

심한다. 향수나 화장품 사용을 자제하고 해 질 무렵 야외활동을 삼간다. 외출할 때는 긴소매, 긴 바지를 입는다.

(9) 안정성이 확인되지 않은 민물, 강, 호수, 냇가 등에서 수영을 삼가한다.

4) 보육원, 어린이 놀이터, 학교 운동장

맞벌이 부부가 보편화 되어가는 요즈음, 아이들이 집단생활을 하는 기회가 점점 늘어나고 있다. 이에 따라서 위생개념이 부족한 아이들이 기생충에 감염될 확률이 더 높아졌다.

미 질병관리국의 발표에 따르면 매년 2만 건의 편모충 감염이 보육원에서 발생한다고 한다. 조지아 주의 풀턴카운티에서는 25%, 코네티컷 주의 뉴헤븐에서는 보육원 어린이의 약 50%가 편모충에 감염된 것으로 나타났다.

우리나라에서는 3~4% 정도가 편모충에 감염되어 있으며, 보육원 원아의 18%, 일반 주민의 4% 정도의 감염률을 보이고 있다. 연령별로 보면 10세 이하 어린이에서 감염률이 가장 높다. 감염된 아이들은 주로 설사, 복통 등을 호소한다.

다음은 최근 발표된 감염실태의 연도별 현황이다.

· 서울시 보건환경연구원은 2001년 3월부터 11월 사이에 아파트 단지와 주택가의 어린이 놀이터 650곳의 모래를 조사한 결과 39곳에서 41건의 개나 고양이의 회충알을 검출하였다.

· 경기도 보건환경연구원은 2002년 수원, 성남, 안양의 아파트 단지 내 어린이 놀이터, 주택가의 공공 놀이터 및 어린이집 놀이터 165곳에서 1,114건의 토양을 수거하여 검사한 결과 28개 장소에서 기생충 알을 검출하였다. 이들 장소 중 특히 어린이집 놀이터의 오염률이 30%로 높게 나왔다.

· 대전시 보건환경연구원은 2005년 7월부터 9월까지 월 1회씩 시내 대단위 아파트 어린이 놀이터 180곳을 대상으로 개회충 알 함유 여부를 조사한 결과 55개 아파트에서 총 65회에 걸쳐 개회충 알이 발견됐다고 밝혔다.

· 2007년 5월, 울산시 울주의 한 사회복지시설 청소년의 절반 가까이가 머릿니에 감염되었다. 또한, 같은 달 제주를 비롯하여 대구와 마산의 초등학생들 머리에서 이가 발견되어 질병관리본부는 전국 16개 시, 도와 교육부에 머릿니 방제를 위한 공문을 발송하였다.

· 천안시는 2007년 8월 도심 25곳과 농촌 20곳에 위치한 어린이 놀이터 모래 속의 동물배설물 오염도를 조사한 결과 6곳에서 개회충과 개회충 알이 발견되었다.

이처럼 아이들이 단체생활을 하는 곳에는 여러 기생충에 전염된 아이들이 함께 모여 생활하기 때문에 항상 전염의 위험이 있다. 게다가 전염된 아이들이 집으로 돌아와 가족들에게 다시 전염시키는 상황이 발생하기 때문에 항상 주의해야 한다.

단체생활을 하는 아이들의 기생충 감염을 예방하는 방법은 다음과 같다.

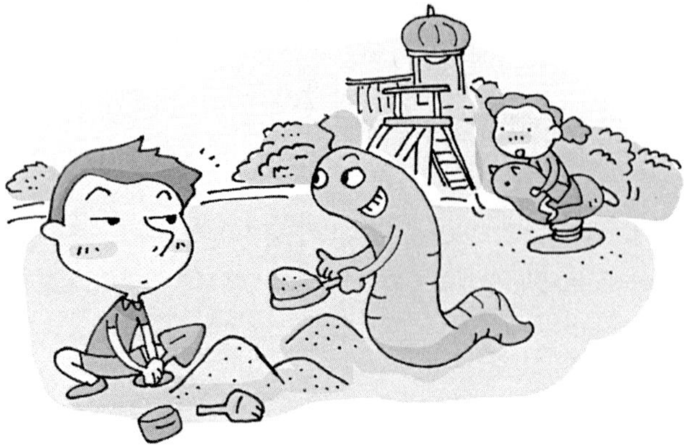

숙주야 같이 놀자!

(1) 평소 애완동물의 활동이 잦은 놀이터에서 놀지 못하도록 한다.

(2) 흙장난을 하던 손을 빨거나 눈, 코, 귀 등을 비비지 않도록 주의시킨다.

(3) 집에 돌아오면 반드시 손을 씻고 외출할 때 입었던 옷은 갈아입힌다.

(4) 아이들이 공유하는 화장실 변기, 세면대, 장난감을 매일같이 청소하고 책걸상, 가구 등도 항상 깨끗하게 유지한다.

(5) 보육원생들에게 손 씻는 요령에 대해 정확히 지도한다.

(6) 단체생활을 하는 공간은 실내 환기를 자주 해준다.

(7) 아이가 기생충(특히 요충)에 감염되었을 경우 매일 목욕을 시켜야 하며 얼굴, 손, 몸 씻는 수건을 따로 정해 사용해야 한다. 또 침대보, 이불 등은 타인과 공용하지 않는다. 또한, 화장실 사용 전후, 식전·후에는 반드시 손을 비누로 씻는다.

5) 이민

세계는 국제화로 인하여 국경 간 경계가 허물어지면서 많은 사람이 자신이 필요한 목적을 위하여 여러 나라로 이동하고 있다. 특히 이민자의 나라인 미국에서는 2050년 정도가 되면 소수인종이 전체 미국 인구의 3분의 1을 차지할 것이라는 전망이 나오고 있다. 이와 같은 인구의 이동에 따른 변화는 기생충 감염에도 영향을 주었다. 기생충 감염이 특히 심각한 멕시코, 남미, 아시아 지역의 사람들이 미국에 이민을 오면서 기생충이 빠르게 확산된 것이 그 예다.

1992년 AP 자료에 흥미로운 기사가 발표되었다. 뉴욕 시에 사는 유대인 4명이 발작 증세를 일으켜 의학검사를 한 결과 뇌에서 돼지고기 식중독으로 인한 기생충 감염이 있는 것으로 밝혀졌다. 그런데 이들은 종교적인 이유로 돼지고기를 먹어본 적이 없는 사람들이었다. 그런데 미 질병관리국에서 이 사례를 조사한 결과 4명의 환자에게서 공통점을 발견하였다. 바로 모두 중남미국가 출신의 가정부를 두고 있었다는 점이었다.

2003년 통계청 기준에 의하면 현재 우리나라에는 외국인 노동자를 비롯하여 결혼, 유학 등의 목적으로 약 50만 명의 외국인이 거주하고 있다. 현재로서는 이들의 기생충 감염 여부를 스크린 할 수 있는 제도가 없어 정확한 통계를 집계할 수는 없지만, 상당수가 기생충 감염 문제를 야기할 가능성이 있다고 볼 수 있다.

6) 해외군복무

미 정부는 1991년에 걸프전에 참전했던 5십4만 명의 군인들에게 헌혈을 금지하라는 명령을 내렸다. 모래 파리로 전염되는 레이슈마니아라는 기생충에 감염되었을 가능성이 크다는 이유 때문이었다.

그 이전에는 베트남전에 참전한 군인들에게서도 기생충 문제가 나타났었다. 1963년에서 1975년 사이 수많은 미군이 베트남전에 참전하고 돌아왔는데, 그중 많은 군인이 사상충 감염으로 인한 질병을 앓았다고 알려졌다. 그 밖에도 전 세계 곳곳에 있는 미군 기지에서 복무하는 군인들이 그 지역의 기생충에 감염되어 병을 앓거나, 본국으로 돌아온 후 기생충을 전파시키기도 하는 경우가 많다.

현재 세계분쟁지역에 군대를 주둔시키고 있는 우리나라의 경우에는 불행히도 파병군인과 기생충 감염과의 관련성 여부에 대한 연구가 전무한 상태다.

7) 애완동물

정신적 위안을 얻기 위하여 애완동물을 기르는 사람들이 많아지고 있다. 또한 '어린이날 꼭 받고 싶은 선물 '리스트에서 애완동물은 항상 상위에 올라있을 정도로 아이들에게 인기가 높다. 그 밖에 외로워하거나 정신질환을 앓는 노인 환자들에게 어린 강아지나 고양이 등과 같이하면서 외로움을 달래주는 '애완동물을 이용한 치료(pet therapy)'까지 등장하면서 애완동물에 대한 수요는 지속적으로 증가하고 있다.

현재 미국에는 약 1억 2천 마리의 애완동물이 사람과 함께 생활하고 있으며 미국가정의 60%가 애완동물을 키우고 있다. 특히 시애틀 같은 경우는 전체어린이 숫자보다 애완동물의 수가 더 많다.

한국의 경우도 2005년에만 애완동물 중 개의 경우 1조 원을 넘어선 시장 규모를 가지고 있으며 애견 인구는 약 500만 명에 애완견은 약 300만 마리가 있는 것으로 알려져 있다.

그러나 사랑스러운 애완동물은 사람들에게 많은 이로움을 주는 동시에 기생충을 포함한 각종 병원균을 퍼뜨리는 주범이기도 하다.

또한, 애완동물 수의 증가에 따른 심각한 문제 중 하나는 애완동물에게서 발생하는 병원균이 애완동물을 키우지 않는 사람들에게도 쉽게 퍼져 나간다는 데 있다.

2000년 강동성심병원의 박성표 교수는 개회충에 감염돼 시력이 손상된 환자 5명의 증례를 발표하였는데 환자 중 3명은 개를 키우지 않는 경우였다.

동물에게서 사람에게 옮겨지는 기생충 전염질병이 약 240가지 정도 되는데 그중 65가지는 개로부터, 39가지는 고양이 때문에 발생한다. 요즈음은 개나 고양이 같은 전통적인 애완동물뿐만 아니라 토끼, 쥐, 이구아나, 햄스터, 기니피그, 왕거미, 도마뱀, 사슴벌레, 뱀 등 그 종류가 다양해지면서 아직도 과학계에 알려지지 않은 많은 기생충이 새로운 애완동물로부터 전염될 가능성이 있다.

· 애완동물의 배설물

2004년도에 한국소비자보호원이 서울대 수의과대학과 공동으로 수도권 가정의 애완견과 이구아나 배설물에 대한 안전성 조사를 시행한 결과, 상당수에서 기생충이나 병원성 세균이 검출되었다. 애완견 배설물 79건 가운데 2건에서는 황색포도상구균, 살모넬라균, 캠필로박터균, 녹농균 등이 발견되었고, 10건에서는 개등포자충, 선충류 등의 기생충이 나왔으며, 특히 2건의 배설물에서는 유아, 어린이의 실명이나 신경장애를 유발할 수 있는 개회충이 발견됐다. 이구아나의 경우 대부분의 배설물에서 세균이나 기생충이 발견돼 각별한 주의를 기울여야 한다.

· 개

개회충은 인체에 침입한 뒤 간이나 폐에 파고들어 '톡소카라증'을 유발하여 혼수상태에 빠지게 할 수 있다. 지금까지는 개의 배설물을 만졌을 때만 개회충에 감염된다는 것이 정설이었지만, 최근의 연구결과들은 단지 기생충이 있는 개의 털을 쓰다듬는 행위만으로도 감염될 수 있다고 경고한다.

개회충의 경우 성충이 개의 소장에 기생하며, 특히 1년생 이하의 어린 강아지에게 매우 흔하다. 또 개회충은 토양매개성 병원체이기 때문에 옥외에서 사육하는 개에서도 많이 나타난다.

· 고양이

'발토넬라'세균을 지닌 고양이에게 상처를 입으면 '고양이 할퀴병'에 걸려 부위가 붓고 열이 나며 두통, 피로감 등이 나타날 수 있다. 고양이를 통해 전

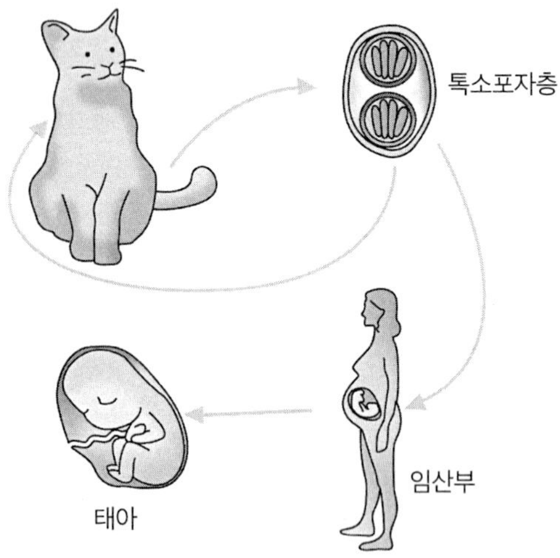

톡소포자충의 감염 경로: 고양이를 통해 전염되며 임산부에게 감염되면 태아의 악영향을 준다.

염되는 대표적인 기생충 감염은 톡소포자충이다. 특히 임산부가 톡소포자충에 전염되면 태아에 심각한 결함을 가지게 된다.

· 새

새의 배설물이 호흡기를 통해 인체에 들어오면 '크립투코쿠스'라는 곰팡이병을 일으키고 심하면 폐렴으로 발전될 수 있다.

· 파충류

도마뱀, 거북이 등의 배설물에는 보통 식중독의 주범인 '살모넬라'균이 있다. 이 세균에 전염되면 복통, 설사, 구토, 고열 등의 증세를 보인다. 학자에 따라서는 파충류를 애완동물 범위에서 제외해야 한다고 주장한다.

· 햄스터

미국에서 '원숭이 천연두'가 집단 발병했을 때 그 원인이 '프레리도그'를 호주머니에 넣고 다녔음이 밝혀진 경우가 있다. 햄스터의 배설물에는 감기 증세와 비슷한 '림프구맥락수막염'을 일으키는 바이러스가 있다.

이처럼 애완동물로부터 전염될 수 있는 각종 질병을 예방하기 위해서 주의할 사항은 다음과 같다.

(1) 애완동물, 먹이, 우리 등을 만진 뒤에는 반드시 손을 씻는다.
(2) 배설물을 치울 때 휴지, 물, 세제보다 락스나 소독제를 이용한다.
(3) 우리나 사육장을 청소할 때 보호 장갑과 마스크를 착용한다.
(4) 애완동물과 직접적인 접촉을 삼간다. 특히 애완동물과 입을 맞추지 않는

다. 특히 어린아이들에게 주의를 환기할 필요가 있다. 또한, 애완동물이 혀로 사람의 피부를 직접 핥지 않도록 한다. 소비자보호원에서 수도권, 충청권 주민 102명을 대상으로 설문조사를 한 결과 25%의 응답자는 침대에서 애완동물과 같이 잠을 자며 18.8%는 입을 맞춘다고 응답했다. 또한, 11.5%는 음식물을 애완동물과 함께 나눠 먹는 것으로 나타났다.

(5) 임산부, 아토피성 피부염이나 면역력이 약한 사람들은 절대로 배설물이나 변기를 청소하지 말아야 한다.

(6) 애완동물의 배설물은 신속히 제거한다. 개회충란의 경우 인체와 동물에 감염력을 가지기까지는 상온에서 약 10-14일이 소요되기 때문에 하루, 이틀 내에 신속히 제거하면 감염 사례를 막을 수 있다. 특히 어린아이들이 주로 활동하는 유아원, 놀이터, 학교 운동장 등에서는 애완동물의 배설을 피한다.

· 애완동물은 생후 3주부터 시작하여 최소 2개월에 한 번씩은 정기적으로 구충제를 먹인다.

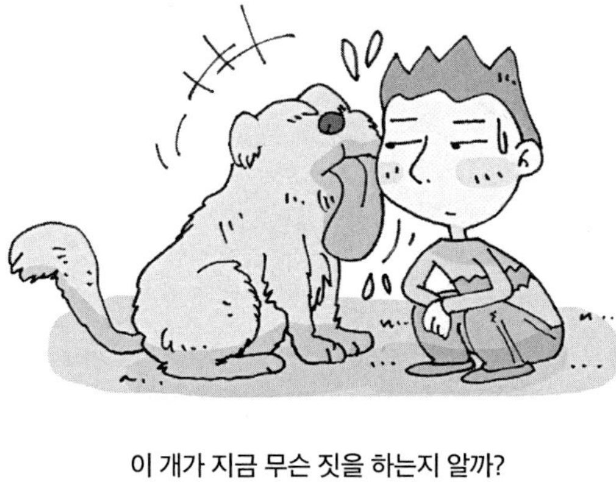

이 개가 지금 무슨 짓을 하는지 알까?

· 진공청소기를 이용하여 집 안에 있는 애완동물의 털을 제거한다.

· 애완동물이 사는 곳에 파리, 빈대 등이 살지 않도록 청결하게 한다.

· 애완동물에게 날고기를 먹이지 않는다.

· 애완동물이 야생동물, 도둑고양이 등과 접촉하지 못하도록 한다.

8) 성생활

성행위를 통해 퍼지는 기생충 감염의 대표적인 종류는 원충류의 하나인 트리코모나스다. 미국에서는 해마다 약 8백만 건 이상의 감염 사례가 보고되고 있다 한다. 이는 단순한 피부 접촉으로는 전염되지 않으며, 특히 다수의 성 파트너가 있는 젊은 여성들에게서 가장 잘 발생한다.

감염되면 악취가 나는 초록색의 분비물이 나오며 질 부위가 가렵거나 발갛게 붓는 증상이 나타난다. 질 내의 산도 변화, 생리 여부에 따라 증상이 없거나, 갑작스럽게 발생할 수 있다. 감염 여부를 진단하는 방법에는 현미경을 통한 관찰법이 있으며 가장 정확한 방법으로는 기생충을 배양하는 것이다. 일단 감염증으로 진단되면 항생제 치료를 받게 되는데, 성관계를 맺은 파트너와 함께 치료하는 것이 가장 좋다. 치료 기간에는 성행위는 삼가야 한다.

또한, 남성 동성애자들이 행하는 구강, 항문 성행위는 원충류뿐만 아니라 흡충류 감염의 원인이 될 수 있다.

성행위를 통해 전염되는 기생충 감염을 예방하는 방법을 알아보자.

(1) 성행위를 할 때 남자는 라텍스 콘돔을 착용한다.
(2) 구강, 항문 성행위를 하지 않는다.
(3) 다수의 성 파트너를 두지 않는다.

(4) 여성의 질 내부 산도가 알칼리화되지 않도록 한다.

(5) 대변이 묻어 있을 수 있는 성 보조기구는 사용하지 않는다.

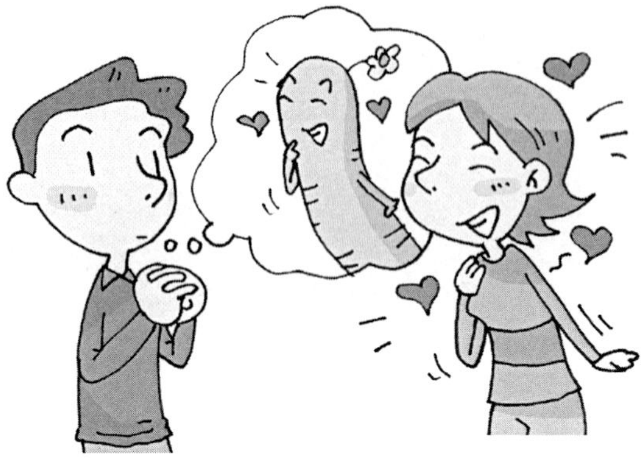

사랑이란 나의 전부를 희생하는 것?

The Resurrection of Parasite

제 5부 | 혹시 나도 기생충환자?

1. 자가 진단법

환자를 진단하고 치료하는 데 있어 가장 중요한 요소 중 하나가 바로 환자의 병력이나 생활습관을 알아보는 것이다. 그러나 필자의 경험상 한국 환자들, 특히 한국 남자들은 병력을 물어보면 거의 말이 없다. 아파서 왔으니 의사가 알아서 잘해달라는 의미다. 반면 외국 환자들은 미주알고주알 30분은 이야기를 한다. 물론 미국도 만성 질환자가 늘어나면서 보험수가가 줄어들어 한국처럼 '3분 진료' 시대에 접어들고 있다.

말 안 하는 한국 환자든 말 많은 미국 환자든 나는 진료를 할 때마다 증상 질문서를 활용한다. 증상 질문서는 별생각 없이 살다가 아파서 온 환자는 자신의 몸 상태나 여건을 돌아볼 수 있어 좋고, 의사는 진료 시간을 아낄 수 있어서 좋은 윈-윈 시스템이다.

이 책에 소개된 기생충 감염도 설문조사 내용 역시 자가 진단법에 속한다. 자가 진단법으로 자신의 상태를 확인한 후 심한 경우에는 반드시 담당 전문의와 상의하여 적절한 조치를 취해야 한다.

참고로 여기에 소개된 질문서는 미국의 영양치료학자로 유명한 앤 루이스(Ann Loiuse Gittleman) 박사에게 허락을 받아 사용하였다. (www.ann-louise.com)

2. 기생충 감염도 조사

해당하는 항목에 표시한 후 합산해보자.

1) 여행

- □ 멕시코, 아프리카, 이스라엘, 중국, 러시아, 동남아시아, 유럽, 남미 등지를 여행한 적이 있다.
- □ 하와이, 캐러비안 해안, 바하마 등 아열대 지역을 여행한 적이 있다.
- □ 강, 호수, 냇가 등에서 자주 수영을 한다.
- □ 해외에서 군 생활을 한 적이 있다.
- □ 2차 세계대전, 한국전, 베트남전의 포로였다.
- □ 여행 중이나 여행 후 장이 거북하거나, 복통, 미열, 밤에 땀을 많이 흘리는 것, 백혈구 수치의 증가 등의 증상이 있었다.

2) 물

- □ 상수도원이 산에 있다.
- □ 우물물을 마신다.
- □ 강, 호수, 냇가의 물을 마신 적이 있다.

□ 위에서 언급한 물을 마신 후에 장이 거북하거나, 복통, 미열, 밤에 땀을 많이 흘리는 것, 백혈구 수치의 증가 등의 증상이 있었다.

□ 콘택트렌즈를 소독할 때 수돗물을 사용한다.

3) 음식

□ 껍질을 벗기지 않은 과일이나 생채소를 정기적으로 먹는다.

□ 식당 내에 있는 샐러드 바의 음식을 자주 먹는다.

□ 고기나 생선을 익히기 위해 전자레인지를 사용한다.

□ 고기나 생선은 덜 익힌 것을 선호한다.

□ 돼지고기 음식(핫도그, 소시지, 햄)을 자주 먹는다.

□ 훈제, 절인 음식을 자주 먹는다.

□ 생선회를 즐기거나 자주 먹는다.

□ 육회를 즐기거나 자주 먹는다.

□ 집에서 생선회를 준비한다.

□ 위에서 언급한 음식을 먹은 후 장이 거북하거나, 복통, 미열, 밤에 땀을 많이 흘리는 것, 백혈구 수치의 증가 등의 증상이 있었다.

4) 애완동물

□ 최근에 강아지를 키운 적이 있다.

□ 전에 애완동물을 키웠거나 현재 애완동물을 키우고 있다.

□ 애완동물을 데리고 잔다.

□ 애완동물에게 먹던 접시의 음식을 준다.

□ 고양이의 배설물 용기를 청소한다.

□ 아이들이 노는 집 정원이나 뜰에서 애완동물이 활동한다.

□ 위에서 언급한 사항과 관련하여 장이 거북하거나, 복통, 미열, 밤에 땀을 많이 흘리는 것, 백혈구 수치의 증가 등의 증세가 있었다.

5) 직장

□ 병원에서 일한다.

□ 동물원, 동물 실험실, 동물 병원, 애완동물 상점 등에서 일한다.

□ 동물과 함께 일한다.

□ 탁아소나 어린이집에서 일한다.

□ 애완동물이 활동하는 집 정원이나 뜰에서 제초작업 등을 한다.

□ 공중위생, 청소 관련 일을 한다.

□ 위의 사항과 관련해서 장이 거북하거나, 복통, 미열, 밤에 땀을 많이 흘리는 것, 백혈구 수치의 증가 등의 증세가 있었다.

6) 성생활

□ 구강 섹스를 한다.

□ 항문 섹스를 한다.

□ 외국인과 섹스를 한다.

□ 위의 사항과 관련해서 장이 거북하거나, 복통, 미열, 밤에 땀을 많이 흘리는 것, 백혈구 수치의 증가 등의 증세가 있었다.

7) 몸의 증상(어른)

□ 입술 주변에 푸른빛이 있다.

□ 음식 종류에 관계없이 식후 아랫배가 부르다.

□ 눈 밑이 검다.

□ 알레르기가 있다.

□ 설사나 변비가 있다.

□ 성인여드름, 빈혈, 피부병, 생리전 증후군, 입 냄새, 가려움, 창백한 피부, 만성피로, 음식 알레르기, 코 막힘, 호흡곤란, 부종, 혈액이 섞인 대변, 이명, 항문 가려움, 눈 주위 부음, 가슴 두근거림, 속이 더부룩함, 현기증 등이 있다.

□ 밤에 잘 때 이를 간다.

□ 체중 증가, 체중 감소, 식욕감퇴, 불면증, 우울증, 의기소침, 설탕 크래이빙, 무기력, 혼동 등이 있다.

8) 몸의 증상(아동)

□ 눈 밑이 검다.

□ 과잉 행동장애가 있다.

□ 성취욕이 없다.

□ 밤에 잘 때 이를 간다.

□ 코를 자주 후비거나 항문을 긁는다.

□ 흙을 주워 먹는다.

□ 야뇨증이 있다.

□ 밤에도 편하게 쉬지 못한다.

□ 특별한 이유 없이 잘 운다.

□ 머리카락을 잡아 뜯는다.

□ 의학적 치료의 효과가 없는 다리를 저는 증세가 있다.

□ 짧게 끊어지는 얕은 기침을 한다.

□ 간질이나 발작 증세가 있다.

□ 반복되는 두통이 있다.

□ 눈을 자주 깜박거리기, 눈 찌푸리기, 눈썹 떨기, 빛에 민감하게 반응하기 등의 증세가 있다.

□ 코, 잇몸, 항문에서 출혈이 있다.

9) 몸의 증상(신생아)

□ 심한 복통이 있다.

□ 머리를 침대 모서리나 벽에 부딪힌다.

□ 자주 우는 편이다.

□ 항문 주위에 멍이 들은 피부발진이 있다.

합산한 숫자에 따라 결과를 살펴보자.

1. 40개 이상

심각한 기생충 감염이 의심되므로 적절한 진단과 치료가 반드시 필요하다.

2. 30~40개

감염 정도가 심한 편은 아니지만, 진단과 치료를 받으면 좋다.

3. 30개 이하

감염 위험성이 있다.

필자를 찾아온 한 환자는 최근 늘 피곤하고 몸 여기저기가 이유 없이 쑤시며 소화가 안 되는 증상이 있었다. 이처럼 여러 가지 증상을 호소하는 환자를 진료할 때는 반드시 먼저 소화기능을 확인하고 치료에 중점을 둔다. 그는 기생충 감염 여부를 위해 위의 질문서를 작성하였는데, 그 결과 작년에 중남미국가에 선교여행을 간 적이 있었고, 회를 자주 먹는 편이며, 집에서는 애완견을 기르는 것으로 나타났다. 물론 애완견에게 정기적으로 구충제를 먹였지만 정작 주인인 환자는 미국 생활 20년 동안 한 번도 구충제를 복용한 적이 없었다. 그에게 기생충 치료에 사용하는 약제와 함께 소화기능을 높이는 약을 먹게 하였다. 10일 후에 그 환자가 다시 병원에 왔을 때에는 모든 증상이 호전되었으며 특히 대변에서 참외 씨앗 모양의 작은 알갱이들을 나왔다고 말했다.

이처럼 기생충 감염을 의심하고 영양치료를 한 환자 중 실제로 기생충 알이나 성충이 대변을 통해 발견되는 경우가 많았다. 기생충 감염이 의심되는 경우 위에 소개된 기생충 감염도 설문조사를 통해 일단 자가진단을 하고 결과가 심각한 경우 반드시 담당전문의의 지도로 적절한 조치를 취해야 한다.

The Resurrection of Parasite

제 6부 | 기생충 검사

1. 대변검사에서 근육테스트까지

흔히 의료계에서는 진단을 '의학의 꽃'이라고 표현한다. 정확한 진단을 통해서만 이에 부합하는 치료가 결정되기 때문이다. 만일 오진을 내린다면 환자의 병을 치료할 수 없을 뿐만 아니라 심각한 경우 환자의 생명이 위태로워지기도 한다.

정확한 진단을 위해 반드시 필요한 절차는 바로 검사다. 그러나 첨단기술과 현대과학으로 탄생한 수많은 의료검사에도 문제점들이 상당히 많다. 즉 과도한 검사 비용과 복잡한 검사 절차, 검사 자체 위험성 등도 문제지만, 가장 큰 문제는 병이 상당히 악화되지 않았을 경우에는 질병 없이 정상으로 판명되는 경우가 많다는 점이다.

2. 기생충 감염 진단

기생충은 생물학적으로 그 모양이나 생명주기, 숙주 체내의 감염 부위 등이 서로 다르므로 기생충 검사 방법 역시 각각의 기생충과 그 감염 성상에 따라서 달라진다. 기생충 검사의 특징은 다른 질환이나 특정 검사처럼 간접적인 방법이거나 자동적으로 쉽게 검사할 수 없으며, 기생충의 충체(성충)나 유충, 충란, 포낭 등을 직접 육안이나 현미경으로 확인해야만 가능하다.

기생충 감염 진단에 흔히 사용되는 방법으로 대변샘플 검사가 있다. 이 검사는 환자의 대변을 조사하여 낭포, 알, 유충, 기생충의 일부 조직 등을 찾아내는데, 이 역시 한계가 있다. 대변샘플 검사의 몇 가지 문제점을 알아보자.

첫째, 장이 아닌 다른 기관이나 조직, 세포 등에 서식하는 기생충의 감염 여부를 찾을 수 없다는 것이다. 아이들에게 흔히 발생하는 개회충이나 요충 알도 잘 나타나지 않는다.

둘째, 기생충이 장내에 서식하더라도 장내 점막에 단단히 흡착되어 있어서 대변으로 배출되지 않는 경우가 있다.

셋째, 기생충 전문가들은 확실한 검사 방법은 알, 유충, 성충 등을 육안이나 현미경으로 직접 보는 것이라고 주장한다. 그런데 각 성장단계의 기생충이 대변검사 한 번으로 발견되지는 않는다. 의사들의 참고서로 불리는 『머크메뉴얼(Merk manual)』에는 날짜를 달리하여 3번 정도의 대변샘플을 검사해야 한다고 쓰여 있다. 또한, 수의사들을 위한 지침서는 샘플을 10번 정도 검사해야 한다고 말한다. 기생충학의 대가인 루이스 패리시 박사는 3번의 검사에서 음성으로 판명되어도 환자가 계속 감염 증상을 보이는 경우 다시 3번에서 6번 정도의 대변검사를 해야 한다고 주장한다. 그러나 현실적으로 여러 번 검사하는 경우는 거의 없다.

현재 미국 병원이나 임상병리실에서 대변검사로 기생충을 찾을 가능성은

20% 정도라고 한다. 우리 몸에서 서식할 수 있는 기생충은 약 1,000가지로 추정되는데, 약 40~50가지의 종류만 검사를 통해 찾을 수 있다. 즉, 의사가 환자의 기생충 감염을 의심하여 검사를 의뢰하여도 검사할 수 있는 종류는 약 5%에 지나지 않는다. 그리고 이 5%도 검사로 찾을 가능성이 20% 정도라고 본다면 결국 검사를 통해 기생충을 확실하게 찾을 가능성은 1%에 지나지 않는다.

이뿐만 아니라 대변샘플 검사를 수행하는 실험실에 따라 그 결과가 달라질 수도 있다는 문제점이 있다. 많은 과학자와 의사들이 기생충 감염 검사 방법을 연구하고 개발하는 데 노력을 기울이지만 기생충의 각 발육 단계에 따라 숙주의 다른 부위에 기생하고, 단계마다 숙주에게 다른 항원을 만든다.

이처럼 기생충은 숙주의 면역체계를 교란시키며 그 종류가 광범위하여 검사 방법이나 치료에 한계가 있음을 알 수 있다.

현재 기생충 감염 여부를 알아내는 방법은 다음과 같다.

1) 충체검사

조충(촌충)의 편절, 요충, 회충 같은 성충이 우연히 체외로 배출되면 육안으로 검사가 가능하다.

2) 객담검사

폐에 기생하는 폐디스토마의 충란, 회충, 구충, 분선충 유충 등은 객담검사로 진단할 수 있다.

3) 혈액검사

말라리아, 사상충, 트리파노조마 등의 기생충은 말초혈액을 도말 염색하여 검출할 수 있으며, 기생충 감염으로 인한 호산구의 증가와 혈색소 측정을 할 수 있다.

4) 소변검사

질편모충, 방광주혈흡충, 이질아메바, 페디스토마 등이 요도에 기생하는 경우 소변검사로서 진단할 수 있다.

5) 조직검사

선모충, 낭미충증, 내장 유충이행증 등의 경우 국소적으로 근육, 피하조직, 장기조직 등을 채취하여 검사한다.

6) 체액검사

복강액, 척수액에서 톡소포자충, 트리파노조마 같은 기생충이 발견되며 질 분비물에서 질편모충, 골수혈액이나 수포에서 포충낭, 메디나충의 유충 진단이 가능하다.

7) 혈청검사

보체결합반응, 침강반응, 응집반응, 중화시험, 색소시험, 형광항체반응, 면역전기영동법, 면역확산법 등의 방법들이 기생충증의 진단에 이용될 수 있으나 비특이성 반응, 유속 반응 등에 의하여 실제 응용에는 어려움이 많다.

8) 기타 검사

아메바, 트리코모나스 등의 원충이나 십이지장충, 분선충 등의 선충류에는 배양법 검사, 톡소포자충, 트리파노조마의 동물 접종법 검사, 폐디스토마, 낭충증, 회충의 방사선 검사, 간디스토마나 람불편모충의 십이지장액 검사 등이 있다.

기능 의학적 검사 중 근력검사를 통해 기생충 감염 여부를 찾는 방법을 알아보자. 이때 근력검사란 우리에게 잘 알려진 '오링테스트'를 말한다. 인체에 도움이 되는 요소(영양, 생각, 치료 등)에는 근육이 강하게 반응하고 해가 되는 요소에는 약하게 반응하는 현상을 이용한 검사법으로 '몸의 언어'라고 할 수 있다. 예를 들어 갑자기 슬픈 소식을 들으면 다리에 힘이 빠지면서 그 자리에 털썩 주저앉는 현상도 근력이 약해진 결과다.

일반 의사들은 의과대학에서 이 진단법 교육을 받지 않기 때문에 임상에서는 사용하지 않는다. 그러나 자연의학자나 필자와 같이 AK의학을 연구한 사람들은 임상에서 자주 사용한다. 참고로 현재 한국에는 AK의학 연구회(www.ak.or.kr)가 결성되어 많은 연구와 세미나가 이루어지고 있다.

근력검사로 기생충 감염 여부를 찾는 방법에는 크게 반사점 검사와 기생충 샘플바일 검사가 있다.

3. 기생충 반사점 검사

1) 먼저 시행자가 검사 대상자의 근육을 하나 설정한다.
2) 시행자는 근육을 밀고 대상자는 이에 저항한다.
3) 일단 근력이 강하게 느껴지는지 알아본다.
4) 기생충 반사점인 오른쪽 사타구니(회맹장판막) 가운데 부분에 시행자나 대상자가 손을 대고 다시 근력검사를 한다.
5) 만약 근력검사에서 약하면 기생충 감염을 의심한다.
6) 이 상태에서 기생충 제거에 도움이 되는 약이나 영양제를 몸에 대고 다시 근력검사를 한다.
7) 근력검사에서 근력이 강해지면 몸에 댄 약이나 영양제가 치료에 도움이 된다는 것을 의미한다.

4. 기생충 샘플바일 검사

1) 먼저 시행자가 검사 대상자의 약한 근육을 하나 찾는다.
2) 이때 기생충 샘플바일을 몸에 대고 약한 근육이 강해지는지 알아본다.
3) 만약 근력이 강해지면 기생충 감염을 의심한다.
4) 기생충 샘플바일을 몸에서 떼고 치료제로 사용할 약이나 영양제를 몸에 댄 후 다시 근력검사를 한다.

5) 만약 근력이 여전히 강해지면 치료제로 사용한다.

물론 이러한 근력검사 하나만을 가지고 모든 기생충 감염 환자를 진단하고 치료하는 것은 아니다. 환자의 병력, 증상과 이상증세 등을 충분히 면담한 후 다른 진단법 등과 더불어 근력검사도 포함하여 임상에 종합적으로 사용한다.

The Resurrection of Parasite

제 7부 | 기생충 치료

1. 약물 부작용

모든 약은 그것이 처방전 약이든 약국이나 일반 가게에서 구입할 수 있는 약이든 상관없이 부작용이 있다. 왜냐하면 모든 약물은 인체 내에서 자연적으로 발생하는 생리작용(metabolic pathway)을 인위적으로 차단하는 역할을 하기 때문이다. 그래서 부작용이 없는 약은 약이 아니다.

제약 회사나 대다수의 의사는 항상 약물에 의한 부작용 사례가 극히 적다고 주장하고 있지만 약의 부작용으로 발생한 문제들은 건강과 생명에 심각한 영향을 끼치는 경우가 많다. 그러므로 아무리 간단한 약물이라도 처방자의 신중한 판단과 사용자의 올바른 이용법이 필요하다.

2. 한 알이면 충분하다?

우리나라에서 기생충 약(구충제)로 사용되는 제품은 크게 세 가지다.

첫째, 기생충에 중독을 일으켜 마취·반사반생 상태로 대변과 함께 배출시키는 피페라진(piperazine)과 둘째, 알벤다졸(albendazol), 플루벤다졸(flubendazol), 메벤다졸(mebendazole)과 같은 성분을 포함한 구충제가 있는데 최근에는 후자가 널리 사용되고 있다. 셋째는 의사의 처방이 필요한 디스토마 치료제인 프라지탈이 있다.

우리나라에서 판매하는 기생충 약의 성분들은 기생충의 미세소관을 변형시키고, 기생충이 살아가는 데 필요한 당(glucose)의 대사를 억제하여 기생충을 굶겨 죽인다. 살아 있는 기생충은 스스로 보호막을 만들어 인간의 소화관 속에서도 끄떡없이 버틸 수 있지만, 죽은 기생충은 이런 보호막을 만들 수 없어서 소화관 내 소화 효소에 의해 녹아버리게 된다. 그런데 간단하게 한 알이면 해결된다고 믿고 있는 이 기생충 약에도 문제점은 존재한다.

회충, 요충, 편충, 십이지장충, 촌충 등을 치료할 수 있다고 알려져 있다. 그러나 이 약들은 네 가지 기생충 종류(흡충, 조충, 선충, 원충) 중에서 선충과 일부 조충에만 효과가 있다. 그러나 선충 중에서도 생선회를 통해 감염되는 고래회충(아나사키스)에는 효과가 없다.

기생충 약과 관련된 문제는 크게 두 가지다.

첫 번째는 약의 실효성과 부작용 문제다. 기생충학 전문가인 루이스 파리시 박사는 다음과 같이 주장한다.

"한 번의 매트로니다졸(metronidazole)성분의 약을 복용하여 원충류를 제거할 수 있는 효율은 90%다. 그러나 이 현상은 25년 전에나 통하던 얘기다. 그동안 약에 내성이 생긴 새로운 원충류의 출현으로 현재 기생충 제거

효율은 5%도 안 된다. 그리고 한 번 이 처방약을 복용해본 환자의 50%는 심각한 구토, 어지럼증, 두통 등의 부작용을 경험해 다시는 복용하기를 꺼린다."

일반 기생충 약은 장에 서식하는 기생충에만 효과가 있을 뿐 다른 기관에 서식하는 기생충에는 효과가 없다. 또한, 기생충 약은 기생충 알을 완전히 제거하지는 못한다.

또 다른 예로 '의학 기생충학'의 저자 마커와 보그에 따르면 소장에 서식하는 촌충을 기생충 약으로 완전히 없애기 위해서는 촌충 전부를 박멸해야 하는데. 만약 촌충의 머리가 남아 있는 경우 다시 번식한다고 보고하였다.

두 번째는 기생충의 약제 내성종 출현의 문제다. 최근 약제 내성을 지닌 말라리아에 대한 연구가 학계의 관심을 끌고 있다. 말라리아는 지금도 세계 인구의 40%에 영향을 주는 기생충 질환이다. 조사에 의하면 매년 3~5억의 인구가 말라리아에 감염되고, 1~2백만 명 정도가 그 때문에 사망한다. 주요 원인으로는 지구의 온난화 현상으로 인한 모기의 증가, 여행객 증가, 그리고 말라리아 약제에 대한 내성종 증가 등이 있다.

말라리아 종은 크게 두 가지 종류가 있는데 삼일열 말라리아(P.vivax)와 열대성 말라리아(P.falciparum)가 그것이다. 학자들은 좀 더 치명적인 열대성 말라리아에 더 관심을 기울이지만, 심한 증상을 나타내지 않는 삼일열 말라리아도 열대 국가에서 환자가 많이 발생하고 있다. 그 지역으로 떠나는 여행자들 역시 질병의 위험에 노출되고 있는 것이다.

그런데 이렇게 덜 위험한 것으로 여겨졌던 삼일열 말라리아가 최근 표준 치료법에 대한 내성이 점차 증가하고 있다. 그러나 최적의 치료법에 대한 연구 결과는 아직 없는 실정이다. 이전에는 말라리아 치료약에 내성이라면 모두 열대성 말라리아였다. 그런데 1989년 파푸아 뉴기니에서 클로로킨에 내성인 삼일열 말라리아가 보고된 후, 점차 내성 삼일열 말라리아가 여러 지역에서 보고되고 있고, 내성 정도가 열대성 말라리아의 수준에 이르렀다. 인도네시아의 나비레(Nabire) 지역에서 조사된 최근 결과로는 치료 실패율이 거의 열대성 말라리아 수준까지 도달했다고 한다.

기생충 약을 복용할 때 주의할 사항은 다음과 같다.

· 과민 반응

과거 알벤다졸에 과민 반응을 보였던 경우에는 복용을 피한다.

· 임산부

임산부 복용에 대한 안정성 여부를 검사한 임상실험은 없다. 그러나 동물실험에서는 기형유발 작용이 밝혀졌다. 특히 기생충 약의 주성분인 알베타졸은 호주에서 '태아의 기형이나 비가역적인 손상의 빈도 증가를 일으켰거나 일으킨다고 의심되었거나 일으킬 것으로 생각되는 약물'인 등급 D로 분류되어 있다. 이러한 이유로 임산부는 기생충 약을 복용할 경우에는 반드시 담당 의사와 상담을 거쳐야 한다. 가임 여성의 경우 생리 후 7일 이내에 복용하고 임신을 계획한다면 복용 후 1개월이 지난 뒤에 실행하는 좋다. 만약 약을 복용하고 있는 동안 임신이 된 경우에는 반드시 복용을 중단해야 한다.

· 수유 중인 산모

동물 실험에서는 알벤다졸 성분이 젖을 통해 새끼에게 전달될 수 있음이 밝혀졌지만, 인체 임상실험 결과는 없다. 그러나 대부분의 화학물질은 모유를 통해 빠져나오기 때문에 수유 중인 산모의 경우 담당 의사와 상담해야 한다.

· 소아

메벤다졸의 경우 2세 이하의 소아에 대한 안정성 여부 임상실험은 없지만, 현실적으로 2세 이하의 소아들이 복용하는 경우가 많으므로 담당 의사와 상담해야 한다. 1세 이하는 기생충 감염으로 인해 영양 상태나 신체 발육이 저해되는 경우에 한해서만 플루벤다졸을 복용하기를 권한다.

· 노인층(65세 이상)

대부분의 약물은 노인층에 대한 안정성 여부 임상실험 결과가 없다. 하지만 노인층 대부분이 이미 다른 약물을 복용하는 경우가 많기 때문에 주의를 기울여야 한다. 일부 약물(tagamet, cortisone, praziquantel)의 경우, 함께 섭취하면 약성이 강해지는 것으로 알려져 있기 때문이다.

알벤다졸은 간이나 골수 기능을 저하할 수 있기 때문에 복용 전, 복용 후 2주마다 혈액검사를 통해 백혈구 수치와 간수치 검사를 통해 모니터해야 한다. 임상실험 결과 약 16%의 복용자에게 간수치(transaminases)가 상승하는 증상이 나타났다.

일반적으로 알려져 있는 기생충 약의 부작용은 간 기능 장애, 복통, 구토, 두통, 어지럼증, 뇌압 상승, 발열, 피부 발진, 혈관 부종, 설사 등이 있다. 또한 구충제를 복용하여 한꺼번에 기생충들이 죽게 되면 몸이 오히려 더 피곤하거나 두통 등의 명현 증상이 나타날 수도 있다.

3. 기생충 치료를 위한 천연 약제

이제부터 기생충 제거와 장 기능에 효과가 좋은 천연 약초들을 살펴보려고 한다. 여기에서 언급하는 성분들을 섭취할 때는 반드시 전문의의 도움을 받아야 한다.

· 멧두릅(Angelica)

주성분은 항응고성분인 쿠마린(cumarin)이다. 원충류 치료에 널리 쓰이며 다른 기생충 종류에도 효과가 있다. 또한, 여성의 냉, 대하를 일으키는 트리코모나스 균에도 효능이 있다. 하지만 섭취할 때 혈당을 높일 수 있기 때문에 당뇨 환자는 주의해야 한다.

· 쑥 추출물(Artemisia extract)

여러 종류의 기생충 치료에 효과가 있으며 특히 말라리아 치료에 효과가 있다.

· 버버린 함유 식물(Berberine-containing plants)

오래전부터 자연치료법이 발달된 많은 나라에서 천연항생제, 천연 구충제로 사용된 대표적인 식물로는 골든실(goldenseal), 바버리(barberry), 오래곤 포도(oregon grape), 골드스레드(goldthread) 등이 있다. 이들 식물은 버버린이란 성분을 함유하고 있는데, 예전부터 곰팡이, 원충류, 바이러스, 박테리아 감염 치료에 사용되었다. 이 약초들은 항생제의 부작용인 곰팡이 번식을 억제하고, 장내의 유익한 균을 제거하지 않는 장점이 있다.

버버린 함유 식물들은 심각한 설사 치료에도 사용된다. 또한, 비장의 혈액 공급을 높여 인체의 면역기능을 높여주고, 백혈구의 활동을 높이는 효과가 있다. 그러나 고농도를 섭취할 경우 혈압 저하, 소화기능 저하, 심장기능 저하 등이 발생할 수 있어 전문의의 지시를 받으며 섭취해야 한다.

· 흑 호두 껍질(Black walnut hulls)

여러 종류의 기생충 제거에 효과가 있으며 특히 촌충 제거에 효과적이다. 주성분은 저그론(juglone)이라는 성분으로 열매를 감싸고 있는 껍질에 있는데, 열매가 익은 후에는 성분이 소실되므로 열매가 익기 전에 추출해야 한다. 버버린 함유 식물과 마찬가지로 항생제, 항바이러스제, 항곰팡이제 등으로 사용된다.

신생아나 아이들에게는 복용을 권장하지 않는다.

· 북미산 호두(Butternut)

만성 변비를 완화하며 요충, 선충 치료에도 사용된다. 그러나 장기간 섭취할 경우 장 근육이 약해질 수 있으므로 주의해야 한다.

· 금잔화(Calendura)

주로 통증 부위나 상처 부위를 치료하기 위해 연고 형태로 개발되어 있다. 차로 마시는 경우 기생충을 제거하고 기생충 감염으로 인해 손상된 조직을 회복하는 효과가 있다.

· 털갈래 나무(Cascara)

변비 치료를 위해 개발된 대부분의 천연 식이섬유 제품에 함유된 대표적인 성분이다. 천연 구충제를 섭취하고 1시간 후에 털갈래 나무를 섭취하면 기생충이 체외로 배출된다.

· 켓츠 클러(Cat's claw)

페루의 열대 지역에 사는 덩굴식물의 한 종류다. 장내 유해균의 증식, 감염, 소화력 저하, 흡수기능 저하, 쓸개즙 생성 저하 등을 치료하는 데 사용된다.

특히 장 청소와 면역기능을 높이는 데 효과가 높으며, 다양한 종류의 기생충 치료에도 사용된다. 그러나 장편모충에 감염되었을 때 섭취하면 쓸개즙의 생성이 늘어나 장편모충이 번식하게 되므로 주의를 기울여야 한다.

· 카엔(Cayenne)

주성분은 휘발성 오일인 캡사이신(capsaicin)이다. 기생충 치료뿐만 아니라 소화기관, 심장근육의 기능을 높이는 데도 사용한다. 진통 효과가 있기 때문에 연고 형태로 개발되어 통증치료에 사용되기도 한다.

· 떡갈나무(Chaparral)

바이러스, 박테리아, 기생충 치료에 효과가 있다. 효능이 다양하므로 내복약으로 복용할 수도 있고 피부에 직접 바를 수도 있다.

· 정향(Clove)

예로부터 기생충, 박테리아, 바이러스, 곰팡이 등을 치료하는 데 사용되었다. 또한 혈액순환, 소화기능, 장염 치료에도 사용된다.

· 에키네시아(Echinacea)

서양 약초 중 면역기능을 강화시키는 데 가장 많이 쓰인다. 급·만성 감염

질환에 널리 사용되는 종류로 시중에서 쉽게 구입할 수 있다. 뿌리에서 추출한 이눌린(inulin) 같은 다당류(polysaccharides)가 주성분이다. 이 성분은 T-림프세포, 대식세포 활동, 항체 결합, natural killer cell 활동, 호산구의 순환기능 등을 높인다. 또한, 에키네시아의 알킬아마이드(alkylamides)나 카페익산(caffeic acid)도 이러한 면역기능을 더욱 강화시킨다. 한 연구에 의하면 건강한 사람이 에키네시아를 섭취하면 면역기능이 더욱 높아진다는 결과가 있다.

24~40세 사이의 건강한 성인을 대상으로 한 실험에서 에키네시아 추출물을 섭취하게 한 결과 곰팡이의 하나인 켄디다균에 대한 대식작용(phagocytosis) 활동이 30~40% 증가했고 또한 백혈구가 세균이 활동하는 부위로 이동하는 속도도 30~40% 증가했다.

에키네시아는 박테리아가 생성하는 효소(hyaluronidase)를 억제하는 기능이 있다. 박테리아는 이 효소를 이용해 인체의 점막이나 피부를 뚫고 체내로 침입하는데, 에키네시아가 그 역할을 방해한다.

· 정유(Essential oil)

원충류뿐 아니라 각종 기생충을 치료하는 효과가 있다. 특히 박하 오일과 라벤더 오일은 섭취 후 15~20분이면 구충 효과가 나타난다.

다이머 오일은 십이지장충 제거에 효과가 있다. 그러나 성분 자체가 독하기 때문에 섭취할 때 주의해야 하며 특히 임산부, 어린아이, 환자들은 전문의의 지시를 따라야 한다.

· 피신(Ficin)

오래전부터 남미 같은 열대 지역의 원주민들이 구충제로 널리 사용했다.

주성분은 파페인(papain), 브로멜라인(bromelain)인데 이 성분들은 기생충을 소화하는 기능이 있다. 그러나 인체의 소화기관 자체를 소화하지는 않는다.

· 마늘(Garlic)

마늘은 예로부터 전 세계적으로 음식, 향료, 약으로 사용되어 왔다. 산스크릿트 성문에는 약 5천 년 전부터 사용되었다고 기록되어 있고, 중국에서는 약 3천 년 전부터 사용되었다고 전해진다. 서양에서도 이미 히포크라테스, 아리스토틀, 필리니 시대에도 마늘을 사용했다는 기록이 있다. 주성분은 특유의 냄새를 발산하는 황을 포함한 성분(allicin, diallyl disulfide, diallyl trisulfide)이다.

마늘은 면역세포의 생산과 활동을 높여준다. 한 연구에 의하면 매일 마늘 두 조각을 섭취한 사람은 natural killer cell의 활동이 약 140% 증가했다는 결과를 보여주었다.

요즈음은 마늘에 항균효과가 있다는 사실이 널리 알려지면서 마늘추출물이 영양제로 판매되기도 한다. 그러나 알리신은 마늘쪽을 부수어 공기 중에 노출해야 분비되기 때문에 냄새를 없앤 영양제를 섭취하는 경우 효과는 거의 없다.

마늘의 항균효과를 높이기 위해서는 영양제보다 마늘 자체를 생으로 먹는 것이 가장 좋다. 생마늘을 잘라 공기 중에 몇 분 정도 놔두고 먹으면 마늘의 황 성분과 공기와 결합하여 더 많은 알리신 성분을 얻을 수 있다. 경우에 따라서는 피부 알레르기나 속 쓰림 증상이 나타날 수도 있으나 일반적인 섭취는 안전하다.

· 생강(Ginger)

회충, 흡충 제거에 효과가 있다. 또한, 진통, 소염 등에 효과가 있으며, 예전부터 여러 가지 소화 장애 치료에 사용되어왔다.

· 자몽 씨 추출물(Grapefruit seed extract)

독일 의사였던 하리치(Jacob Harich)가 구충제 연구를 하다가 우연히 발견하였다. 처음에는 채소, 과일에 번식하는 곰팡이를 제거하기 위해 실험적으로 사용하다가 다른 여러 종류의 세균에 항균작용이 있음을 발견하였다.

주성분은 플라보노이드(flavonoid) 계통의 폴리페놀릭산(polyphe-nolic) 화합물로 최종적으로는 제4기 암모니아 화합물(quaternary ammonium)이 된다.

임상적으로 약 800가지 종류의 바이러스, 100가지 종류의 곰팡이 감염에 치료 효과가 있으며, 기생충 중 특히 원충류의 감염 치료에 효과가 높다.

현재 민간요법이나 자연치료를 하는 의사들 사이에서 각종 바이러스, 기생충, 박테리아, 곰팡이 치료뿐만 아니라 살균, 소독, 천연 방부제로 가장 널리 사용되고 있다. 남미의 경우 수영장 살균을 위해 클로린 대신 이 성분을 사용하고 상·하수도 정수 과정에도 사용한다. 페루에서는 농산물의 살균처리에 사용하기도 한다.

현재 미국 식품의약국에서도 그 효능을 인정하고 있다. 미국 공중보건위생국, 식품의약국의 연구원이었던 파리시 박사(Louis Parish, M.D.)는 약 200명의 원충류 감염 환자를 두 달 동안 이 성분으로 치료한 임상 사례를 통해 다음과 같이 주장하였다.

"그레이프프루트 추출물은 다른 어떤 치료보다 증상 완화에 높은 효과를 보였으며 동시에 어떤 부작용도 나타나지 않았다."

1989~1990년 사이에 다국적 연구팀에 의해 그레이프프루트 씨 추출물의 효과와 30여 종류의 항생제, 18가지 종류의 항곰팡이제 효과를 비교하는 연구가 시행되었는데, 그 결과를 《임상학회지》(Journal of Orthomolecular Medicine, volume 5, No3, USA, 1990)에 다음과 같이 발표하였다.

"그레이프프루트 씨 추출물은 다른 약물의 효과와 동일한 효과를 나타냈다."

이 성분은 박테리아, 곰팡이의 미토콘드리아 막을 파괴하고 바이러스의 경우 단백질 성분을 파괴해 균을 제거한다. 섭취 시 해로운 세균들은 제거하지만 유익한 균에는 영향을 미치지 않는 장점이 있다. 일반 구충제보다 부작용이 없기 때문에 애완동물에 사용해도 안전하다. 하지만 이 성분은 감귤류에서 추출되었기 때문에 경우에 따라서는 섭취할 때 알레르기 반응이 나타날 수 있다는 것을 주의해야 한다.

· 올리브잎 추출물(Olive leaf extract)

지중해 연안의 많은 나라에서는 이미 약 4천 년 전부터 올리브 나뭇잎을 갈아서 샐러드에 섞거나 액체 상태로 만들어 섭취하여 기생충 감염 치료에 사용해왔다. 이 성분은 기생충뿐만 아니라 각종 박테리아, 바이러스, 곰팡이 치료에도 사용된다. 처음에 생산된 제품들은 말라리아를 치료하는 퀴닌(quinine) 약물보다 효과가 더 높았지만, 체내에서 혈중 단백질과 결합해버려 효과가 없어지는 단점이 있었다. 그 후 새로운 추출 기술로 인해 이러한 단점을 보완하게 되었다.

· 석류(Pomegrante)

초기에는 뿌리 부위가 주로 사용되었고 현재는 열매껍질과 나무껍질이 주로 사용된다. 주성분은 알칼로이드이고 특히 편충, 회충 치료에 사용된다.

· **봉랍**(Propolis)

원충류 치료와 원충류 감염으로 인한 염증 치료에 효과가 있다. 또한, 항생제의 효과도 있다. 자연계에서는 벌들이 이 성분을 모아 몸에서 분비되는 효소를 섞어 벌집 환경을 깨끗하게 유지하기도 한다. 흉선을 자극함으로써 면역기능을 높이는 효과가 있다.

· **호박씨**(Pumpkin seed)

전통적으로 사람과 동물의 구충제로 사용되었다. 기생충을 직접 제거하기보다는 마비시키는 작용이 있다. 그래서 경우에 따라서는 마비된 기생충이 다시 살아나 활동하기 때문에 반드시 변비 완화제 같은 성분을 섭취하여 기생충을 체외로 배출시키는 것이 중요하다.

· **붉은 정향**(Red clove)

모든 단계의 흡충 감염을 치료하는 데 사용된다.

· **세이지**(Sage)

전통적으로 로마인들이 소화기능을 높이고 기생충이나 박테리아 감염을 치료할 때 사용했다. 흔히 세멘시나(wormseed)나 백포도주에 섞어 설사나 이질 감염 치료에 사용한다. 과다 섭취할 경우 입이 마르거나 국소적으로 통증이 발생할 수도 있다.

· 사르사(Sarsaparilla)

혈액을 정화하거나 피부에 감염되는 기생충을 치료하는 데 사용한다. 소화기관에 서식하는 기생충이나 박테리아가 분비한 독소가 지나치게 많을 경우, 간에서 충분히 해독되지 않으면 독소가 그대로 혈관을 타고 온몸으로 퍼지게 된다. 이런 경우 섭취하면 간 해독기능을 높여주는 효과가 있다.

· 센나(Senna)

카스카라와 더불어 변비 완화제의 성분으로 가장 널리 사용되는 성분이다. 단기간의 복용은 높은 효과를 나타내지만, 장기간 복용은 바람직하지 않다.

이 성분의 효능은 장내 점액질의 분비를 촉진하고 장내 근육을 자극하여 변을 배출하게 한다. 이때 장내 근육을 자극하는 과정에서 통증을 유발하기 때문에 생강, 회향 같은 성분을 동시에 섭취하여 통증을 줄인다.

· 느릅나무(Slippery elm)

위궤양이나 기생충 감염으로 인한 장염 치료에 사용한다. 또한, 변비, 설사, 외상, 피부염 치료 등에 사용하기도 한다.

· 차나무 오일(Tea tree oil)

다양한 세균 감염 치료에 사용한다. 특히 질트리코모나스 감염에 효과가 높다.

· 백리향(Thyme)

전통적으로 소화기능 완화, 살균작용, 장내 기생충 감염 치료에 사용되었다. 특히 피부에 서식하는 옴, 이, 무좀의 원인인 곰팡이 치료에 효과가 있다. 그래서 천연 구강세척제나 피부세척제 등에 함유되기도 한다. 주로 오일 형태로 생산된다.

· 튜머릭(Tumeric)

인도의 전통음식인 카레의 주성분이다. 전통적으로 이질이나 기생충 감염 치료에 사용되었다. 또한 다친 상처 부위를 치료하거나 몸을 정화하는데 사용되기도 한다. 소염 효과가 뛰어나기 때문에 많은 영양제 회사들이 이 성분을 함유한 천연 소염제를 생산하기도 한다.

· 쓴쑨(Wormwood)

성분 자체가 매우 쓰기 때문에 다양한 종류의 기생충 제거에 효과가 높지만, 성분의 독성 또한 높아서 임상적으로는 다른 성분과 함께 사용하며 아이들에게는 권하지 않는다.

중국산 쓴쑥은 특히 말라리아 감염 치료에 사용하는데, 다른 종류에서는 발견되지 않는 artemesin 성분이 있다. 임상 효과가 높고 부작용이 없으므로 미래의 새로운 말라리아 치료제로 사용될 가능성이 크다.

흡충 감염 치료에도 사용된다. 특히 이 성분은 독성이 매우 낮고 부작용이 거의 없어서 다른 질환이 있는 사람들이나 심지어 임산부가 섭취해도 안전하다. 또한, 뇌를 보호하는 혈뇌장막을 통과할 수 있어서 뇌에 감염된 기생충 치료에도 사용한다.

· 황용담(Yellow gentian)

전통적으로 말라리아 감염을 치료하는 데에 사용되었다. 또한, 위장을 자극하여 소화기능을 높인다. 그러나 고혈압 환자나 임산부는 복용을 금한다.

필자는 기생충 치료와 장 청소를 위하여 진단 후 앞에서 열거한 천연 약제들로 만든 파라웨이 플러스, 위장관 연동운동을 촉진하는 라이파이버, 장의 연동작용을 촉진하여 숙변이나 노폐물을 쉽게 배출하는 네이쳐티 등 세 가지로 구성된 파라웨이팩(paraway pack)을 환자들에게 권하고 있다.

기생충 감염으로 인한 질병치료를 위해서는 무엇보다도 정확한 기생충 검사가 선행되어야 한다. 그래서 진단결과에 따른 적절한 약물을 사용하여 약물에 의한 부작용은 최소화하면서 치료 효과를 극대화하는 방법이 필요할 것이다. 한 알이면 충분하다는 구충제 광고를 맹신한다면 정확한 기생충 진단을 생략하게 하여 근본적인 원인을 발견하지 못하는 우를 범할 수 있다. 그리고 여러 치료약물 중에서 효과가 뛰어나며 부작용이 없는 천연 약제를 이용한다면 약물 부작용에 의한 피해를 줄이면서 효과적인 기생충 치료를 할 수 있을 것이다.

The Resurrection of Parasite

제 8부 | 예방이 최선이다

1. 기생충 치료와 예방

기생충은 영원히 사라지지 않는다. 원래부터 다른 숙주에 기생하도록 창조되었기 때문에 아무리 기생충학이 발달되어도 완전히 제거하는 것은 불가능하다. 그러므로 일단 자연치료법을 통해 기생충과 숙변을 제거한 후 기생충 감염을 최소화하고 면역기능을 최대한으로 유지해야 한다. 안타깝게도 면역기능을 영원히 최대한으로 유지해주는 마법의 치료약은 없다. 따라서 면역기능을 강화하여 기생충을 예방하기 위해서는 정신, 심리, 신경, 영양, 호르몬, 환경 요인까지 포함하는 전체론적인 치료(wholistic method)가 필요하다.

지금부터 소개할 5R 치료법은 기능의학의 대가인 제프 블랜드 박사(Jeff Bland, Ph.D.)의 4R 치료법에 1R을 추가한 것이다. 5R은 장의 기능을 높이는 5단계의 영어단어(remove, replace, reinoculate, repair, revitalize)가 알파벳 R로 시작해서 붙여진 이름이다.

2. 5R 치료법

1) 제거(Remove)

일단 몸에 서식하는 각종 기생충, 박테리아, 바이러스, 곰팡이들과 숙변을 없애야 한다. 기생충 치료 방법으로 필자 개인적으로는 앞서 언급한 파라웨이 팩의 파라웨이 플러스를 사용하고 미생물입자 기생충이나 다른 세균들은 트라이가드 플러스(Triguard plus)를 사용한다. 트라이가드의 주성분은 그레이프프루트 씨앗 추출물(grapefruit seed extract)과 은 추출물(colloidal silver extract)이다.

2) 보충(Replace)

먼저 효소에 대해 알아보자. 효소란 한마디로 생명의 불꽃이라고 할 수 있다. 효소가 없다면 생명체는 존재할 수 없다. 효소는 인체의 모든 생리현상을 가능하게 하는 일꾼이기 때문이다. 인체의 모든 기관에는 수많은 효소가 각자의 역할을 수행하고 있다. 우리가 숨 쉬고 먹고 자고 생각하고 움직이는 모든 활동이 결국 효소 때문이라고 할 수 있다. 이와 같은 효소는 크게 세 가지로 나뉜다.

· 음식 효소 : 모든 날음식에 있는 효소

· 소화 효소 : 인체의 소화기관에서 분비되는 효소

· 신진대사 효소 : 생리적 현상에 관여하는 효소

식물에 있는 효소는 식물이 잘 성장하고 익을 수 있게 한다. 그리고 적당한 조건이 되면 스스로 소화한다. 이 식물 효소는 우리가 식물을 씹거나 작게 나누는 과정에서 분비된다. 이처럼 모든 효소는 적당한 수분, 온도, 산도(PH), 소화해야 할 대상 등이 있어야 활동을 할 수 있다.

· 효소 부족으로 인한 문제들

우리가 평소에 날음식을 자주 먹으면 그 음식 자체에 효소가 있어서 음식 소화가 더 쉬워진다. 그런데 현대인들이 섭취하는 음식들은 대부분 이렇게 자연적으로 발생하는 음식 효소가 거의 없는, 한마디로 '죽은 음식'이다. 음식을 찌거나, 삶거나, 끓이거나, 굽거나, 튀기거나, 볶거나, 캔에 담거나, 살균처리를 하거나, 전자레인지에 넣으면 음식 효소들은 대부분 파괴된다. 음식 효소들은 열에 매우 약하기 때문이다.

이런 과정을 거친 음식을 섭취하면, 인체는 음식을 소화하기 위해 소화 효소를 사용할 수밖에 없다. 또 이때 인체는 부족한 소화 효소를 충당하기 위해 면역기관에서 사용하는 효소를 사용할 수밖에 없다. 그렇게 되면 면역기관의 본래 기능이 약화되면서 면역력이 저하되어 기생충 감염뿐만 아니라 다양한 감염 질환에 걸리게 된다.

인체의 여러 기능 중에서 가장 많은 에너지를 사용하는 것이 바로 소화기능이다. 특별한 경우를 제외하고는 사람들 대부분이 죽을 때까지 먹는 활동을 계속하기 때문이다. 특히 현대 사회는 1년 내내 먹을거리가 풍부해져서 원하면 언제 어디서나 허기짐에 상관없이 음식을 먹을 수 있기 때문에 소화기관의 스트레스는 더 높아진다.

음식 효소가 부족한 음식을 섭취하게 되면 인체는 많은 양의 에너지를 사용하여 소화 효소를 분비해야 한다. 이런 현상은 종종 식후 졸림이나 피로함 등의 증상들로 나타나기도 한다.

건강이란 주제를 다룰 때 반드시 언급되는 것이 생채소나 과일 섭취의 중요성이다. 일반적으로 생채소, 과일에 풍부한 비타민, 미네랄이 함유되었기 때문이라고 알려져 있기 때문이다. 그러나 생채소, 과일 섭취가 중요한 이유는 바로 풍부한 효소 함유 때문이다. 채소나 과일이 오래되어 부패하거나 변질하는 것은 그 안에 함유된 효소가 자신을 스스로 소화하는 현상이다. 그러므로 평소에 생채소, 과일 등을 많이 섭취하는 것이 좋다.

카이로프랙틱 의사로서 효소학의 대가인 루미스 박사(Dr. Loomis)는 평소 건강 유지를 위해 종합 비타민을 섭취하기보다 매끼 식물성 소화 효소를 섭취하는 것이 더 중요하다고 주장한다.

학자에 따라서는 이런 소화 효소를 섭취하면 인체 내에서 스스로 소화 효소를 분비하지 않는 불균형이 일어난다고 하지만, 위에서 언급한 것처럼 현대인의 식단에 음식 효소가 상당히 결핍되어 있기 때문에 보조식품이나 영양제로 효소를 섭취하는 것이 필요하다. 효소 영양제를 섭취한다고 인체에서 정상적으로 일어나는 소화 효소의 분비에는 문제가 생기지 않는다.

이때 중요한 것은 일반적으로 알려진 소화제와 식물성 효소는 다르다는 것이다. 일반 소화제는 소화불량 증세를 일시적으로 낫게 하는 동물성 소화 효소(Pancretin)를 함유하고 있지만, 식물성 효소는 탄수화물, 단백질, 지방, 식이섬유, 유당 등 모든 음식을 소화할 수 있는 복합 효소를 함유하고 있다.

미국에서는 소화기능 이상(속 쓰림, 더부룩함, 가스참 등)을 치료하기 위해 매해 800억 달러를 지출하고 있다. 앞서 언급한 증상 이외에도 만성피로, 변비, 설사, 두통, 동맥경화, 고지혈증 등도 결국은 효소 부족으로 발생하는 것이고, 치료가 제대로 되지 않아 증상이 악화되면 결국 암, 당뇨, 심장질환, 관절염 등의 만성질환이 된다.

· 위산 분비와 기생충

우리가 섭취한 음식물이 위장으로 내려가면 위산이 분비된다. 특히 위산은 단백질 소화에 필수적인 요소다. 우리 몸은 자연적으로 소화에 필요한 적당량의 위산을 생산한다.

상식적으로 알려진 위산 과다는 없다. 즉, 우리 몸은 필요 없는 위산을 과다하게 분비하지 않는다. 위장에 있는 음식물을 소화시키기에 충분한 양만을 생산해낸다. 그러면 왜 위산 과다증이라고 표현하는 속 쓰림 증세가 나타나는 걸까? 이는 크게 세 가지 원인으로 나눌 수 있다.

첫째, 위산 분비의 부족 때문이다.

흔히 속 쓰림이나 위산이 역류하는 증상을 치료하기 위해 위산 제재를 섭취하는 경우가 많다. 그러나 실제로 이런 증상이 나타나는 이유의 90%의 정도는 반대로 위산 부족으로 인해서다.

여러 가지 원인으로 위산 분비가 줄어들게 되면 위장 내의 음식물이 소화가 덜 된 상태로 남아 있게 된다. 그러면 이 음식들이 부패하면서 산성 물질을 발생한다. 바로 이런 산성 물질 때문에 속 쓰림 증상이나 소화 장애가 발생하는 것이다. 특히 나이가 들수록 위산 분비가 줄어든다.

위산이 부족하면 소화에도 문제를 일으키지만, 특히 미네랄 흡수에 문제가 발생한다. 칼슘 등의 미네랄은 강한 산성 조건에서만 흡수가 잘 되기 때문이다.

위산 부족증의 치료법은 식후 위산의 재료가 되는 염산(HCL)이나 위산의 촉매 역할로 발생되는 펩신을 영양제로 섭취하는 것이다. 또한, 위산 분비를 촉진시키는 비타민 B, 마그네슘, 아연이나 소화 효소를 섭취하는 것도 도움이 된다. 또는 식사 15분 전에 레몬즙을 물에 타 마시거나 생강차를 마시는 것도 위산 분비에 도움이 준다.

위산 부족증이 있는지 쉽게 알 수 있는 자가진단법이 있다. 식사 전후에 속 쓰림이 있을 때 식초를 물에 엷게 타서 마셔보고 증상이 호전되는지 악화되는지를 알아보는 것이다. 만약 증상이 호전되는 경우라면 위산 부족증을 의심해 볼 수 있고, 악화되는 경우라면 두 번째 원인인 위산 내벽이 약함을 의미한다.

두 번째 원인은 위장 벽이 약한 경우다.

인체는 새로운 세포들이 끊임없이 생성되고, 오래된 세포들은 소멸되는 과정을 반복한다. 우리 몸의 약 90%는 1년마다 새로운 세포로 형성된다. 이런 일련의 과정이 가장 활발하고 빠르게 일어나는 세포가 바로 위산 내벽세포다. 그런데 위산 내벽을 이루는 세포의 활동이 저하되는 경우가 있다. 즉, 오래된 세포가 소멸되고 없는 자리를 새로운 세포가 바로 대신하지 못한 부위에 정상적으로 분비된 위산이 닿게 되면 속 쓰림 증상이 나타나게 되는 것이다.

세 번째 원인은 구조적인 문제다.

건강한 상태라면 위산이 식도로 역류하지 못하도록 괄약근이 닫혀 있어야 한다. 그런데 평소 괄약근을 느슨하게 하는 음식(카페인 함유 음식, 맵거나 짠 음식 등)을 자주 섭취하거나 구조적으로 한쪽 횡격막이 약한 경우에 역류 현상이 발생한다. 한쪽 횡격막이 약한 경우, 검사를 해보면 호흡할 때 한쪽 흉부가 완전히 팽창되지 않는 것을 발견할 수 있다.

치료 방법은 횡격막과 연결된 요근(psoas)을 강화시키고 흉추 12번과 요추 1번 뼈 정점이 어긋난 것을 카이로프랙틱으로 교정하는 것이다. 또 횡격막의 움직임을 조절하는 신경이 나오는 경추3, 4번을 함께 교정한다. 경우에 따라서는 괄약근이 느슨해지면서 위가 식도 쪽으로 탈장(hiatal hernia)하기도 한다. 치료 방법으로는 환자가 숨을 내쉴 때 손으로 위를 잡아내리는 것이 있다. 이러한 카이로프랙틱 치료는 A.K 의학을 전공한 전문시술자에게 받는 것이 좋다.

위와 같이 원인을 찾아 치료하지 않고 속 쓰림 증상을 무조건 위산과다증으로 단정 지어 위산제제를 섭취하게 되면 일시적으로는 증상이 호전되지만, 장기적으로 볼 때 더 많은 문제를 일으키게 된다.

즉, 위산제제 섭취로 인해 위장이 알칼리성 조건이 되면 강한 산성 조건에서 살균되어야 할 기생충을 비롯해 각종 세균이 생존하게 된다. 또한, 소화되지 못한 음식물들은 결국 각종 세균의 에너지원이 된다. 그중 소화되지 않은 단백질 찌꺼기가 대장까지 내려가 대장에 서식하는 기생충이 이를 섭취하게 된다.

· 식이섬유를 충분히 섭취하라

식이섬유의 가장 중요한 역할은 장내의 노폐물과 독소를 흡수하여 배출되도록 하는 것이다. 그래서 장내에 더러운 환경으로 인해 각종 세균들이 증가하거나 독소가 다시 체내에 흡수되는 것을 억제한다. 장내 유산균은 식이섬유를 발효시켜 뷰트릭산(Butric acid)을 만들어내는데 이 물질은 장내 세포의 주원료가 된다. 장내 이로운 균의 수가 적어지면 다른 해로운 균과의 균형이 깨져 건강에 많은 문제를 일으킨다.

비수용성 식이섬유는 대장 안에서 수분을 흡수하여 변 덩어리를 형성하고 쉽게 배출되도록 한다. 수용성 식이섬유는 콜레스테롤을 낮추고 혈당수치를 안정시키며 각종 암을 예방하는 효과가 있다.

또한 양파, 마늘, 아스파라거스, 바나나 등에 들어 있는 프럭탄(Fructan) 식이섬유는 대장세포가 비타민 B, K, 바이오틴 등을 생성하도록 돕는다. 일반 성인의 경우 하루 15g에서 25g 정도면 충분한데 가공식품이나 밀가루 음식에는 식이섬유가 거의 없기 때문에 가능한 한 정제되지 않은 음식(현미, 잡곡), 채소, 과일(껍질 포함) 등을 섭취하거나 영양제를 통해 섭취하는 것이 중요하다. 이때 채소나 과일의 종류에 따라 함유량과 식이섬유의 종류(수용성, 불수

용성)가 다르기 때문에 여러 가지 종류를 골고루 섭취하는 것이 좋다.

영양제를 섭취할 때는 대장에게 무리를 주지 않도록 복용 권장법에 따른다. 개인에 따라서는 갑자기 식이섬유를 많이 섭취하면 변비가 생기거나 가스가 찰 수도 있기 때문에 양을 조금씩 늘려가는 것이 좋다.

3) 재주입(Reinoculate)

현대인들은 불규칙한 식생활, 무분별한 인스턴트식품 섭취, 과다한 설탕과 정제된 곡류 섭취, 항생제 남용 등으로 인해 건강이 악화되고 있다. 특히 생산된 전체 항생제의 약 50%는 식용으로 사용되는 가축 사육에 쓰이고 있다. 질병 감염을 최소화시키며 사육의 속도를 높이기 위해서이지만 결국 우리가 이런 음식을 섭취하면서 잔류하고 있는 항생제도 함께 먹게 되어 장내에 서식하는 많은 유익한 균들을 없애버리는 결과를 낳는다. 대표적인 항생제 부작용은 복통과 설사다. 항생제가 장내의 유익한 균을 제거하기 때문이다.

'생명'이라는 말의 '생(生)'은 살아 있다는 뜻으로 '흙(土)' 위에 '사람(人)'을 의미한다. 즉, 사람에게 흙은 생명의 근원이고, 흙 없이는 생존 자체를 생각하지 못한다. 필자는 개인적으로 기독교의 창조론을 믿는데, 성경에 보면 하나님이 태초에 첫 번째 사람인 아담(Adam: 사람이라는 뜻)을 만드실 때 흙을 재료로 쓰셨다고 말한다. 나는 그 흙 속에 반드시 몸에 이로운 각종 유익한 균이 있었을 것이라고 믿는다. 실제로 좋은 토양의 약 50%는 각종 미네랄과 미생물로 이루어져 있다.

· 유익한 균을 섭취하라

유익한 균(Lactobacili, bifidobacteria)의 역할은 다양하다. 각종 박테

리아, 바이러스, 곰팡이, 기생충 등의 병원균 성장을 막거나 직접적으로 제거한다. 대장의 건강을 유지하고, 혈중 콜레스테롤 수치를 저하하는 지방산(short chain fatty acid)을 생산하고 발암물질을 억제하며 몸에 필요한 비타민 B, K나 유당을 소화하는 효소를 생산하기도 한다. 대표적인 유익균으로는 락토바실러스 아시도필루스(Lactobacillus Acidophilus), 비피도박테리아(Bifidobacteria) 등과 같은 유산균이있다.

연구에 따르면 이러한 유익균들은 장내에서 활동하는 부위가 다르며 다른 종류와 함께 시너지 역할을 하는 것으로 알려져 있다. 유익균이 건강에 좋다는 사실 때문에 많은 식품업체에서 유익균을 첨가한 다양한 제품들을 생산해 내지만 함유량이 적을 경우 건강에 미치는 효과는 약하다.

또한 대부분의 제품들이 인공 색소나 설탕을 다량 포함하고 있어 오히려 건강에 해를 입힌다. 경우에 따라서는 이런 유익균을 고단위 영양제로 섭취하는 것이 좋다. 이때 치료 효과를 나타낼 수 있는 고단위란 한 번 섭취할 때 적어도 10억 마리의 생유익균이 체내로 흡수됨을 말한다.

섭취할 때에는 유익균이 위산에 죽을 수 있기 때문에 공복에 물 1컵과 함께 복용하는 것이 좋으며, 평소에는 냉장고에 보관하도록 한다. 일정 기간 복용하면 유산균이 장내에서 증식하기 때문에 장기간 복용할 필요 없이 주기적으로 복용하는 편이 낫다.

또한 장내 건강을 유지하려면 평소에 각종 발효식품을 자주 먹는 것이 좋다. 전 세계적으로 많은 나라에서 전통적으로 섭취해온 발효식품들이 있는데 그중 한국의 대표적인 발효식품은 다음과 같다.

① 한국의 대표 음식이라고 할 수 있는 김치의 기원은 농경 생활을 한 고대로 거슬러 올라간다. 특히 겨울철에 발효되어 나오는 김치는 무기질과 비타민 등의 훌륭한 영양원이 된다.

② 장류인 된장, 간장, 고추장, 청국장 등의 대두 발효식품은 거의 모든 음식의 조미

에 이용된다.

③ 젓갈 생선의 살, 알, 창자 등을 소금에 절여 숙성시켜 만든 식품을 가리키며, 재료에 따라 새우젓, 조개젓, 밴댕이젓, 멸치젓 등 종류가 다양하며 밑반찬이나 김장할 때 사용한다.

④ 양조주 탁주·약주·청주 등 곡류를 원료로 당화시켜서 발효시킨 술이나 포도·사과 등 당분이 있는 과일을 발효시켜 만든 술 등이 있다.

⑤ 기타 생선을 토막 친 다음 소금·무 등을 넣고 버무려 삭힌 식혜, 과실이나 곡류 등을 발효시켜 음식 맛을 더해주는 식초, 채소 등을 발효시킨 장아찌 등이 있다.

4) 회복(Repair)

최근 뉴스위크(News week)지에 <Gut Reaction>이라는 제목의 기사가 실린 적이 있다. 소장 벽에 작은 틈이 생겨서 이틈으로 빠져나가는 요소들로 인해 면역계의 이상 증세가 일어나고, 이는 천식이나 관절염의 원인이 된다는 기사였다.

사실 우리 인체 내에서 면역세포 수가 가장 많고 그 활동이 가장 활발한 곳이 바로 장 내벽이다. 이는 인체 활동에 필요한 각종 영양소와 에너지원은 흡수하고 건강을 해치는 각종 요소들을 막아 항상성을 유지하려는 인체의 타고난 기능이다.

각종 약물, 병원균, 식품첨가물, 채소, 과일, 고기에 잔류하고 있는 제초제, 항생제, 살충제, 충분히 소화되지 않은 음식 입자, 흡연, 음주, 각종 인공화합물 등이 소장 벽에 염증을 일으켜 작은 틈을 낸다. 그러면 이런 작은 틈으로 인체에 해로운 요소들이 빠져나가 결국 건강을 해치게 된다.

리오 갈랜드(Leo Galland, M.D.) 의사는 이러한 현상을 'Leaky gut

syndrome(장이 세는 증후군)'이라고 명명했다. 이 증후군과 관련된 증상으로는 만성피로, 관절염, 근육통, 고열, 속 더부룩함, 설사, 피부질환, 기억력 감퇴, 호흡곤란, 두통 등이 있다.

장 내벽세포나 조직이 손상을 입은 경우에는 각종 영양제나 음식으로 치료해야 한다. 위장의 경우 위벽을 보호하는 영양제나 자연 약초를 섭취하는데 알로에, 감초, 비타민U(양배추), 비타민A, 비타민 D, slippery elm, okra, 칼슘, 마그네슘, L-글루타민 등이 있다. 소장 벽의 염증을 치료하는 경우 L-glutamine, 비타민 A,C,E, 아연, 배타카로틴, 알로에, 감초 등을 섭취한다. 또한, 소장 벽의 혈액순환을 높이는 Ginko Biola의 섭취도 좋다.

5) 유지(Revitalize)

지금까지 알아보았던 4R 치료법을 마친 후 회복된 장의 기능과 면역기능을 건강하게 유지할 수 있는 31가지 생활습관을 소개하려고 한다.

(1) 영양 섭취를 적절하게 한다

예전에는 잘 먹지 못해서 질병이 생겼다. 그래서 잘 먹기만 해도 대부분의 질병이 낫곤 했다. 그런데 음식 섭취가 충분한 현대인들은 잘 먹어도 질병에 걸린다. 잘 먹기는 하지만 열량만 많고 신진대사에 꼭 필요한 영양분이 없는 음식을 섭취하기 때문이다. 각종 인스턴트식품, 가공식품, 흰 밥, 밀가루 음식, 흰 소금, 흰 설탕 등은 각종 비타민, 미네랄, 효소, 천연물질 등이 결핍되어 있기 때문에 이들을 통해 충분한 영양분을 얻을 수 없다. 요즈음은 결핍된 영양분을 공급하기 위해 인공 비타민이나 미네랄을 첨가하지만, 자연계에 있는 성분과는 많은 차이가 있어 그 효과는 의문이다.

많은 사람이 음식 섭취로는 부족한 부분을 보충하기 위해 각종 종합 비타민제를 복용하지만, 건강에 도움이 되지는 않는다.

(2) 비타민 A를 챙긴다

비타민 A는 '항균비타민'으로 알려져 있다. 흔히 감기에는 비타민 C가 제일 좋다고들 하지만 사실 비타민 A가 더 효과적이다.

대부분 세균이 몸에 침입하면 일단 소화기관이나 호흡기관의 점막에 달라붙게 된다. 비타민 A는 세균이 점막에 달라붙었을 때 그 점막세포를 씻겨 내려가게 하여 세균을 제거하는 역할을 한다.

또한, 비타민 A는 백혈구의 생성과 활동에 꼭 필요한 역할을 담당한다. 성분이 부족할 경우 백혈구를 생산하는 림프샘이나 흉선의 크기가 줄어들어 백혈구의 숫자가 적어진다. 체내에서 비타민 A가 부족하면 특히 바이러스에 감염되기 쉽다.

최근 뉴욕 시에서 비타민 A와 면역력의 관계를 보여주는 연구가 있었다. 홍역에 걸린 두 살 이하의 아이 89명을 대상으로 감염 정도와 비타민 A의 혈중 수치를 조사하였는데 결과는 다음과 같았다. 검사 대상 아이들의 약 22%는 비타민 A 혈중 수치가 낮았는데, 이 아이들은 다른 아이들에 비해 40도 이상의 발열 증상이 심했고 증상도 일주일 이상 지속되었다. 또한, 체내에서 홍역에 반응하는 항체의 수치도 낮았다.

이처럼 면역력을 키워주는 비타민 A가 함유된 대표적인 식품으로는 시금치, 당근, 간, 대구 간 기름, 파슬리, 달걀, 유제품 등이 있다.

(3) 비타민 C 복합체를 섭취한다

비타민 C는 노벨상을 두 번이나 수상한 라이너스 폴링 박사가 그 효능을 주장하며 잘 알려진 성분이다. 백혈구 내에는 혈중 농도보다 10~80배 많은 비타민 C가 포함되어 있다. 비타민 C는 감염된 세균을 소화시키기 위해 백혈구에서 분비되는 효소가 백혈구 자신을 공격하지 못하도록 보호하는 역할을 한다. 일반 동물들은 세균에 감염되면 혈액, 소변, 각 기관에 있는 비타민 C의 수치가 급격히 낮아지고, 반면 감염된 자리에 모여든 비타민 C는 백혈구에 의해 사용된다. 그리고 부족한 비타민 C는 체내에서 합성하여 정상 수치를 회복한다. 그러나 인간과 일부 영장류, 박쥐에게는 이러한 기능이 없다. 그래서 평소 비타민 C를 부족하게 섭취하면 감염 질환에 쉽게 걸리게 되는 것이다.

비타민 C는 백혈구의 활동량을 증가시키고, 감염 부위로 잘 이동되게 한다. 또한 상황에 따라 림프세포가 T-림프세포, B-림프세포, 자연살해세포(Natural Killer cell, NKcell) 등으로 적절하게 생산되도록 한다.

비타민 C는 세포 사이의 공간을 구성하는 물질인 콜라겐의 재료로 사용되며, 감염 세균이 퍼지는 것을 물리적으로 차단한다. 또한 인터페론과 같은 기능도 하는데, 정상 세포의 외벽에 특정 단백질을 형성하여 세균이 들어오지 못하도록 한다. 더불어 백혈구가 산화되는 것을 방지하는 항산화 역할도 담당한다.

이처럼 비타민 C가 건강에 미치는 중요성이 알려지며 인공적인 방법으로 대량 생산이 가능하게 되었고, 일반 종합 비타민제에부터 각종 가공식품, 청량음료, 과일 주스에까지 첨가하게 되었다. 그런데 이때 인공 비타민 C는 아스콜빈산(Ascorbic acid)의 형태로 들어 있는데 이 성분은 전체 비타민 C의 한 부분에 불과하다.

1933년 스위스의 화학자에 의해 인공으로 비타민 C가 합성된 이후 라로

슈사(Hoffman-LaRoche)가 비타민 C를 대량 생산하면서 인공 가공 비타민 산업이 시작되었다. 인공 비타민 C는 옥수수 전분, 옥수수당을 화학 처리하여 생산한다.

원래 비타민 C는 한 가지 성분이 아닌 복합체(complex)다. 예를 들어 야구팀이 여러 포지션을 맡은 선수들로 이루어진 것처럼 비타민 C 역시 아스콜빈산, 플라보이드, 타이로신효소, P-요소, K-요소, J-요소, 미네랄 조효소 등 여러 부분으로 이루어져 있다. 자연 음식에는 비타민 C가 이처럼 복합체 형태로 들어 있으며 아스콜빈산만 존재하지 않는다.

간혹 비타민이 특정 질환에 도움이 되지 않는다는 임상 사례가 발표된다. 이런 결과는 대부분 자연적으로 존재하는 비타민 C를 사용하지 않고 비타민 C 복합체의 한 부분인 인공 아스콜빈산을 사용한 경우다. 또한 아스콜빈산은 산성 성분이기 때문에 과도한 양을 한 번에 섭취하면 체액이 산성으로 기울거나 설사 등의 부작용이 발생할 수도 있다.

노벨상 수상자인 알버트 박사(Albert Szent Gyorgyi)는 비타민 C 부족으로 인한 괴혈병은 인공 비타민인 아스콜빈산 섭취로 치료할 수 없다는 것을 발견하였다.

상식적으로 비타민 C가 감기 치료에 좋다고 알려져 있는데, 어떤 사람은 효과를 보고 어떤 사람은 전혀 효과를 보지 못하는 경우가 있다. 효과를 본 경우에는 섭취한 사람의 몸에 비타민 C 복합체의 다른 성분은 충분한데 아스콜빈산만 모자랐던 경우다. 반대로 효과를 전혀 보지 못하는 경우는 비타민 C 복합체 전체가 부족하든지, 이미 아스콜빈산은 충분한데 다른 부분이 부족했던 경우다.

이처럼 비타민 C는 음식을 통해 영양분을 섭취하는 것이 가장 바람직하다. 음식으로 섭취하면 영양제에 비해 함량이 훨씬 적지만 비타민 C 복합체로 존재하기 때문에 건강에 미치는 효과가 크다.

대표적인 비타민 C 함유 음식으로는 브로콜리, 케일, 고추, 구아바, 양배추, 딸기, 귤, 오렌지, 키위, 토마토, 감자 등이 있다.

(4) 천연 음식으로 비타민 E를 섭취한다

비타민 E는 항산화제로 널리 알려져 있지만 면역기능에도 중요한 역할을 담당하고 있다. 림프세포가 형성되는 것을 도와주고 감염된 세균에 대해 인체가 바로 반응을 하도록 한다. 또한 비타민 E 성분이 부족하면 암세포, 기생충, 만성 감염에 인체가 느리게 반응하게 된다.

비타민 E도 비타민 C와 마찬가지로 자연 음식에는 여러 성분이 모인 복합체로 담겨 있다. 주로 알파-, 베타-, 감마-, 델타-토코페롤, 젠틴, 셀레니움, 리포시톨 등 여러 성분으로 구성되어 있으나 일반 종합영양제에는 사진기 필름을 생산하는 과정에서 발생하는 부산물로 가공된 알파 토코페롤 한 가지 성분만 담겨 있다.

임상실험 결과 인공 비타민보다 자연 음식에 포함된 천연 비타민이 인체 내에서 흡수가 더 잘 되고 효율적인 생화학 반응을 일으키는 것으로 나타났다.

비타민 E를 함유한 대표적인 음식으로는 정제되지 않은 곡류, 대두, 달걀, 견과류, 아스파라거스, 씨앗 종류 등이 있다.

(5) 아연을 섭취한다

면역기능에 중요한 역할을 담당하는 아연은 흉선, 흉선 호르몬, T림프세포 생성, 항체 형성 등에 관여한다. 아연이 부족하면 각종 박테리아, 바이러스, 곰팡이에 감염되기 쉽다. 이는 선천적 아연 결핍증(Acrodermatitis enteropathica) 환자들의 증상을 살펴보면 쉽게 알 수 있다. 이 환자들은 T

세포의 숫자가 적고 림프세포가 필요할 때 생성되지 않는다. 흉성 호르몬의 수치가 낮으면 감염 부위에 이동되는 면역세포의 속도가 느리고 세균을 파괴하는 속도도 느리다. 그런데 아연을 충분히 섭취하면 이런 증상들은 정상으로 회복된다.

또 아연 결핍증의 증상 중 입맛이 떨어지는 경우도 있어 아이들의 경우 먹기를 싫어하기도 하며 손톱에 흰 반점이 나타나기도 한다.

대표적인 함유 음식으로는 굴, 해산물, 호박씨, 달걀, 정제되지 않은 곡류, 간, 잎사귀 채소, 견과류 등이 있다.

(6) 셀레니윰을 섭취한다

인체 내의 면역세포가 감염된 세균을 공격하는 방법의 하나는 자유유리기(free radical)를 생성하여 산화 반응을 일으키는 것이다. 그런데 이 산화물질은 세균을 공격할 뿐만 아니라 정상적인 인체 세포도 공격할 수도 있다. 이때 셀레니윰이 충분히 있으면 글루타치온 페록시데이즈(glutathione peroxidase)라는 항산화물질이 생성되어 인체를 보호하게 된다. 또한, 림프세포의 활동과 생성, 항체 생성을 높여준다.

대표적인 함유 음식으로는 양파, 브로콜리, 현미, 마늘, 간, 달걀, 해산물 등이 있다.

(7) 필수지방산(오메가3)을 섭취한다

지방은 포화지방과 불포화지방이 있는데 육류에는 대부분 불포화지방산이 부족하지만, 생선이나 채소 속엔 불포화지방이 많이 함유되어 있다. 불포화지방산은 오메가3, 오메가6, 오메가9 등으로 분류되는데 동물성 기름은 해롭고 식물성 기름은 이롭다는 잘못된 상식으로 인해 현대인들의 식단에는 오메가6가 주로 함유된 식용유를 과용하게 되어 오메가3는 적고 오메가6는 지나치게 많아 건강을 해치는 경우가 많다.

오메가6 지방산과 오메가3 지방산의 비율이 4대 1을 초과하면 건강에 해를 끼친다고 한다. 곡류 위주의 사료를 먹고 자란 쇠고기는 대부분 그 비율이 20대 1을 넘는 반면 풀을 먹고 자란 유기농 쇠고기는 3대 1 정도의 이상적인 비율을 가지고 있다.

인체는 이러한 불포화 지방산을 만들어내지 못하기 때문에 음식을 통해 섭취해야 한다. 영양학적으로 오메가3 지방이 부족해지면 건강상 여러 가지 문제를 일으킨다. 만일 필자에게 평소 건강을 위해 섭취해야 할 한 가지 영양제를 꼽으라면 단연 오메가3 지방을 선택할 것이다. 수많은 연구결과를 살펴보면 오메가3 지방 섭취는 우울증, 비만, 암, 심장병, 여드름, 알레르기, 관절염, 당뇨 등에 뛰어난 치료 효과를 보였다.

대표적인 증상으로는 건조한 피부, 비듬, 안구 건조증, 면역력 저하, 오줌소태, 만성피로, 잘 낫지 않는 상처, 불안, 염증, 머리카락이 잘 빠짐, 주의 산만, 잘 부러지는 손톱, 창백한 피부, 알레르기 등이 있다.

오메가3 지방산은 특히 뇌 건강에 중요한 역할을 한다. 뇌의 약 60%는 지방인데, 어떤 지방 성분으로 이루어져 있느냐에 따라 뇌 기능이 달라진다. 만일 똑똑한 아이를 원한다면 임신했을 때와 수유를 하는 동안 오메가3을 섭취하라. 그리고 뇌가 발달하는 생후 2년간 아이에게 오메가3 지방을 섭취하도록 하라. 평생 정신적, 감정적으로 안정하며 학습능력도 높아지게 된다.

요즘 현대 아이들에게서 많이 볼 수 있는 정서불안, 주의산만, 과잉행동장애, 자폐증, 면역력 저하, 축농증, 알레르기, 중이염, 목감기, 장염 등의 원인

중 하나가 오메가3 지방산의 부족 때문이다.

대표적인 함유 음식으로는 생선, 아마 씨 오일 등이 있다. 생선으로 섭취할 경우 양식장 생선보다 자연산이 더 좋은데 그 이유는 오메가3 지방이 더 풍부하고 중금속, 항생제 잔류 위험성이 적기 때문이다.

만약 영양제로 섭취하는 경우 자연산 연어에서 추출한 오일이어야 하고, 영양제를 구입할 때 성분 내에 인공 화학물질, 불순물, 중금속, PCB 등이 전혀 들어 있지 않다는 안전성 검사를 통과한 제품인지 확인해보아야 한다. 또한, 불포화지방은 쉽게 산화되기 때문에 이를 방지할 수 있는 비타민 E가 첨가된 것이 더 좋다.

오메가3 지방산이 암을 억제하는 효과가 있다는 흥미로운 발표가 있다. 제프 브랜드 박사가 라이너스 폴링의 연구소에서 쥐를 대상으로 음식과 암(유방암)에 관한 실험을 한 것이다. 실험 대상 쥐는 유전적으로 유방암을 초래할 가능성이 큰 쥐였고, 모든 대상의 쥐에게 암을 유발하는 물질을 모두 주입시켰다. 그리고 컨트롤 그룹의 쥐에게는 암 물질을 주입시키지 않았다.

그 후 모든 쥐 그룹에게 식이요법을 시켰다. 몇몇 그룹에게는 일반 쥐들이 먹는 평범한 음식을 먹였고, 또 다른 그룹에겐 옥수수 기름(corn oil)이나 홍화씨 기름(safflower oil), 아마유(flax seed oil), 생선 기름 혹은 달맞이꽃 기름(evening primrose oil)을 먹였다. 이러한 기름은 각각 다른 지방산 성분을 함유하고 있다. 옥수수나 홍화씨 기름에는 오메가-6-지방산(리놀레익산)이, 아마유나 생선 기름은 오메가 3-지방산으로서 ALA, EPA가 많이 함유되어 있다. 또한 달맞이꽃 기름 속엔 감마 리놀레익산(GLA)이 함유되어 있다.

그리고 각각 50마리씩 여섯 그룹으로 나누어 40주 동안 식이요법을 시킨 후에 다음과 같은 놀라운 결과를 얻었다. 네 그룹의 쥐들은 모두 죽었고, 한 그룹에선 단 한 마리만 죽었고, 마지막 그룹에선 두 마리만 죽었다.

연구팀은 암 유발 인자를 주입시키지 않은 비교대상군(control group) 쥐는 정상적으로 살아 있을 것이라고 예상했다. 그러나 놀랍게도 비교대상군 쥐들은 모두 죽었고, 반면 오히려 암 유발물질을 주입시키고 불포화지방산을 먹인 두 그룹의 쥐들이 생존했다.

최근 오메가3 지방산의 효능이 알려지면서 종합영양제, 일반 음료, 가공식품 등에도 오메가3 지방산이 첨가된 제품이 출시되고 있다. 그러나 건강에 도움이 될 정도의 용량이 아니면 별 의미가 없다. 건강에 도움이 되는 오메가3 지방산의 적정 섭취량은 하루에 약 1000~2000mg이다. 이외에도 면역기능에 중요한 역할을 하는 성분으로 비타민 B1, B2, B5, 바이오틴 등이 있다.

(8) 모유수유

부모가 자녀에게 해줄 수 있는 최선의 일 중 하나가 바로 모유를 먹이는 것이다. 모유를 먹은 아이들이 감염 질환이나 알레르기에 잘 걸리지 않는다는 수많은 연구 결과가 있다. 모유에는 아이에게 필요한 각종 영양분이 들어있는데, 특히 면역기능과 관련된 면역글로불린(secretory IgA) 성분이 있다. 이 항체는 아이의 점막에 세균이 침범하는 것을 막는 보호대 역할을 한다. 또한 B, T 림프세포, 호중구, 대식세포(macrophage) 등 역시 함유되어 있다.

다음은 면역기관의 하나인 흉선의 크기와 신생아의 생후 4개월 동안의 영양섭취 관계를 보여주는 임상실험 결과다(표 8-1).

모유에 있는 항체는 아이의 장에 서식하는 유익한 균은 파괴하지 않으면서도 비피더스 같은 성분은 유익균이 잘 번식할 수 있도록 한다. 또 모유에는 앞서 언급한 오메가3 지방산이 분유에 비해 몇십 배는 더 함유되어 있다.

그러나 모유수유에도 문제점이 있다. 모유의 상태가 중요하다는 것이다.

모유의 질은 산모의 영양 상태에 따라 달라진다. 북극 지방에 사는 이누(Inuit)족 산모의 모유를 검사한 결과 다량의 PCB, 수은이 검출되었다. 공해의 근원지에서 멀리 떨어진 북극의 환경이 이 정도라면 우리의 환경은 더욱 심각하다.

2005년 미국의 조사를 보면 18개 주에서 모유 샘플을 검사한 결과 로켓 연료성분의 하나인 과염소산염(perchlorate)이 검출되었다는 보고가 있다. 이 성분은 평소 음식을 통해 엄마의 몸에 흡수된 것으로 밝혀졌다.

■ 표 8-1. 영양섭취 방법

영양섭취 방법	흉선크기 지수
모유만 섭취	383
부분 모유섭취	27.3
분유만 섭취	18.3

(9) 설탕 섭취를 최소화한다

인간이 태어나서 처음으로 맛보는 것이 바로 모유에 있는 유당(lactose)이다. 물론 모유를 먹지 않고 자란 아이들도 분유를 통해 단맛을 경험하게 된다. 그래서 모든 사람에게 단맛은 항상 친근하게 느껴지고 설탕 없이는 못 사는 사람들이 생겨난 것 같다.

그러나 설탕 과다 섭취는 개인의 건강을 해치고, 나아가서 사회적, 국가적, 전 세계적인 악영향을 미친다. 메시지는 간단하다. 설탕이 들어간 음식은 피해야 한다.

대부분의 사람들은 '설탕' 하면 음식을 조리할 때 넣는 설탕(table sugar)

만을 떠올린다. 그러나 사실은 여러 형태의 설탕이 음식 곳곳에 숨어 있다. 그래서 가공식품을 구입할 때 멋지게 포장된 외형이 아닌 상품 뒤쪽에 부착된 음식 내용물표를 자세히 보고 어떤 유형의 당분이 얼마만큼 함유되어 있는지 주의 깊게 살펴보아야 한다.

우리가 흔히 섭취하는 음식에 포함된 설탕의 종류는 다음과 같다. 자당(sucrose), 꿀(honey), 옥수수시럽(corn syrup), 과당(fructose), 맥아시럽(malt syrup), 옥수수고과당(high-fructose corn syrup), 포도당(dextrose), 단풍당(maple sugar), 인공감미료(artificial sweeteners), 액상과당 등이다.

물론 이 중에서 꿀과 단풍당은 천연제품이어서 일반 설탕 대신 사용되기도 하지만 결국 몸 안에 들어가면 똑같이 혈당으로 바뀌어 작용하기 때문에 과다 섭취를 피해야 한다.

요즘에는 칼로리는 없지만, 단맛을 내는 인공감미료의 사용이 급증하고 있다. 대표적 성분인 아스파태임(aspartame)은 다이어트 음료, 껌, 사탕, 과자, 아침 시리얼, 치약, 종합비타민, 약 등에 함유되어 있다. 그러나 수많은 연구 결과를 보면 아스파태임이 호르몬 이상, 기형아 출산, 우울증, 지적장애, 만성피로, 발작, 파킨슨, 알츠하이머, 뇌암, 등을 일으킨다고 보고되고 있다.

또 아스파테임과 함께 사용되는 다른 인공감미료로 설탕보다 당분이 200배 높은 아세설패임 K(acesulfame)이 있는데 이 물질 역시 동물실험 결과 백혈병, 종양, 호흡기 질환 등을 일으키는 것으로 알려졌다. 더 큰 문제는 이 두 가지 감미료를 함께 사용하는 경우 독성이 어떻게 증폭되는지에 대한 안전성 연구는 없다는 사실이다. 현재 단맛을 내는 안전한 성분으로는 충치예방용 껌에 포함된 자일리톨(xylitol)과 스티비아(stevia)가 있다.

설탕은 면역기능을 저하하는 주요한 원인이다. 한 연구에 의하면 설탕 100g을 한 번에 섭취하면 박테리아 제거에 중요한 역할을 하는 호중구의 기능이 줄어든다. 여기서 말하는 설탕이란 포도당, 과당, 꿀 등의 모든 설탕 종류를 포함한다. 반면 복합 탄수화물을 100g 섭취했을 때는 면역기능의 저하가 나타나지 않았다. 설탕 섭취 후 30분 정도면 면역기능이 저하되기 시작했고 이 현상은 5시간 이상 지속되었다. 설탕 섭취 후 2시간 이내에 백혈구의 70%를 차지하는 호중구(Neutrophil)의 활동이 40% 이상 줄어드는 현상이 나타났다.

우리나라에는 정확한 통계가 없지만, 미국의 경우 한 사람이 1년 동안 섭취하는 설탕의 양이 평균 약 150파운드(약 68kg)다. 이 수치만 보더라도 얼마나 많은 사람이 설탕 섭취로 인해 면역력이 저하되고 있는지를 알 수 있다.

(10) 생고기, 생선회 섭취에 주의한다

고기나 생선은 안전성이 보장되지 않은 경우 완전히 익힌 것을 섭취하도록 한다. 주방에서는 날고기를 다루는 도마나 칼을 따로 구분해놓아야 한다. 또한, 음식점에서 삼겹살을 구워 먹을 때도 날고기를 집던 젓가락을 그대로 사용하는 것은 기생충 감염의 기회를 높인다.

생선의 내장은 절대 먹지 말고 회도 싱싱한 것이 아닌 경우 피한다. 특별히 생선, 동물의 내장을 생식하는 것은 대단히 위험하다.

(11) 제조약 섭취를 줄인다

흔히 감기에 걸리면 아스피린이나 타이레놀 등을 쉽게 복용하지만 이러한 약의 독성이 면역기능을 저하시키는 경우가 많다.

사실 감기약은 없다. 감기약이라고 알려진 대부분의 약은 감기의 증상을 완화시키는 것이지 감기의 원인이라고 할 수 있는 바이러스를 제거하거나 면역기능을 높이는 역할을 하지 않는다.

지금까지 수많은 연구에서 감기약은 치료 효과가 없거나 있어도 단지 증상만을 호전시키는 것으로 발표되었다. 그러나 여전히 수많은 사람이 감기약을 쉽게 먹는 것을 보면 고정관념을 바꾸는 일이 어렵다는 것을 알 수 있다.

면역기능을 저하시키는 대표적인 약물이 바로 스테로이드 계통인 코디졸이다. 이들은 흔히 염증성 질환에 사용되는데 문제는 염증을 줄여주는 동시에 면역기능까지 함께 저하시킨다는 것이다. 코디졸은 전체 면역세포 수를 저하시키고 병원균에 대처하는 단핵백혈구(monocyte)의 반응을 방해하고 감염된 부위를 찾아가는 호산구의 움직임을 방해한다. 또한 박테리아 제거를 방해하고 인터페론 생성을 저하시킨다. 특히 이런 현상이 눈 부위에서 발생하면 실명이 될 정도로 심각해진다.

암 치료에 사용되는 세포독성(cytotoxic) 계통의 약물들이 면역기능을 저하시킨다는 것은 잘 알려진 사실이다. 이런 약물들은 항체 형성을 방해하고, 병원균과 면역세포의 반응을 방해하며, 호산구의 숫자를 감소시킨다. 또한, 인체의 첫 번째 방어기능인 점막(mucous membrane)에 손상을 입힌다.

어떤 학자의 주장에 따르면 암 환자 중 80%는 암 때문이 아니라 암 치료의 부작용으로 사망한다고 한다. 암 치료를 위해 사용하는 약물로 인해 다른 전염성 질환이나 다른 암에 걸릴 가능성이 커지기 때문이다.

(12) 항생제 남용을 경계한다

항생제는 인체에 침입한 박테리아를 제거하는 역할을 해왔다. 그러나 무분별한 항생제의 남용은 오히려 면역기능을 약화시키는 결과를 낳았다. 장내 유산균을 제거함으로써 유해균이 증식하게 되고, 항생제에 내성을 가진 슈퍼박테리아 등이 출현하게 된 것이 그 예다.

1942년 박테리아의 한 종류인 Staphylococci이 처음으로 발견되었는데 페니실린에 내성을 갖게 되었다. 그리고 1946년, 이미 페니실린 내성을 가진 임질균이 발견되었다.

2001년 의학저널(New England Journal of Medicine)에 실린 연구에 의하면 일반 슈퍼마켓에서 수거한 포장 소고기, 돼지고기, 닭고기를 조사한 결과 80%는 항생제 내성을 가진 박테리아에 감염된 것으로 나타났다.

이러한 항생제 문제는 사람들이 무분별하게 복용하는 것뿐만 아니라 기업형 가축사육, 양식 생선, 새우 등에 과다하게 사용한 것 또한 큰 원인이다.

일부 박테리아나 곰팡이는 세포벽이 없는 세포를 만들어낸다. 항생제는 세균이 세포벽을 생성하지 못하도록 하는 역할을 하는데 이런 경우에는 소용이 없다. 세포벽이 없는 세균들은 인체의 면역기관의 레이더망에 잡히지 않는 '스텔스 병원균'이 된다. 이런 병원균은 인체의 어디든 마음대로 다니며 건강에 위협을 준다. 미국 질병통제소의 통계에 따르면 해마다 약 1만 3천 명이 약물에 내성을 지닌 박테리아 감염으로 인해 사망하고 있다.

항생제 성분은 단지 약에만 들어 있는 것이 아니다. 요즈음은 비누, 치약, 주방 세제, 세탁물 세제, 화장품, 양말 등에도 함유되어 있어 인체뿐만 아니라 완전히 용해되지 않은 성분은 토양에 흡수되거나 바닷물로 유입되어 결국 동식물에까지 악영향을 미치고 있다.

(13) 인공화합 물질을 피한다

샐러리맨 김 씨가 자명종 소리에 눈을 비비며 포름알데히드와 브롬화 물질이 주성분인 불활성 물질로 코팅된 침대에서 일어난다. 벤젠과 스티렌 처리된 카펫을 맨발로 밟으며 화장실로 향한다. 화장실 세면대에서 양치질하기 위해 불소와 염소가 함유된 수돗물을 튼다. 칫솔에 불소를 포함 인공색소, 방부제, 인공감미료와 각종 화학물질이 들어 있는 치약을 짠다.

양치질을 마치고 방향제, 계면활성제, 인공색소, 각종 화학물질로 만든 비누로 얼굴을 씻는다. 세수를 마치면 건조한 피부를 보호한다는 계면활성제, 인공색소, 방향제, 각종 발암 성분인 화학물질로 이루어진 화장품을 바른다.

다시 안방으로 돌아와 어제 세탁소에서 찾아온 양복과 새로 구입한 와이셔츠를 입는다. 드라이클리닝을 마친 양복에는 신경세포를 파괴하고 심장질환을 일으킨다고 알려진 트리클로로에틸렌과 핵센(N-hexane)이 남아 있고 합성섬유로 된 와이셔츠에는 화학물질 때문에 향기로운 냄새가 난다.

옷을 다 입고 주방의 식탁 의자에 앉자 아침식사로 항생제, 호르몬이 남아 있는 우유에 각종 인공비타민과 색소, 방부제, 인공감미료가 들어 있는 시리얼을 부어 먹는다. 식사를 마치면 건강을 위해 각종 인공 화학물질, 색소, 방부제가 있는 종합영양제를 먹고 현관문을 나선다.

위의 예는 김씨의 하루 24시간 생활 중 약 1시간 남짓 한 시간 동안 화학물질에 노출되는 정도다. 만약 김씨의 나머지 하루 일과를 추적해본다면 얼마나 많은 화학물질에 노출될지 상상도 할 수 없다.

미국 성인의 경우 하루 평균 약 9가지 정도의 개인생활용품을 사용하며 약 126가지의 인공 화학물질에 노출된다. 그리고 126가지의 인공 화학물질 중 약 30% 이상은 암이나 각종 심각한 질병을 일으키는 것으로 알려져 있다. 어느 학자는 인류를 위협하는 가장 심각한 요소는 어떤 세균, 핵무기나 전쟁이 아니고 바로 인공 화학물질이라고 주장한다.

인류가 화학물질에 노출되는 경로는 크게 가공 음식, 생활용품 그리고 조제약 섭취다. 현재 약 10만 가지 이상의 인공 화학물질이 전 세계적으로 사용되고 있으며 매년 약 1천 가지 이상의 새로운 물질들이 시장에 쏟아져 나온다. 선진국 국민 한 명 당 평균 약 7백 가지 이상의 화학물질을 음식, 식수, 공기를 통해 흡수한다.

인공 화학물질은 특히 태아, 아이, 노인들에게 심각한 건강 문제를 일으킨다. 2004년 8월에서 9월 사이에 태어난 아이들의 탯줄을 수거해 검사한 결과 평균 200가지 정도의 인공 화학물질이 검출되었다. 태어나기도 전부터 이미 인공 화학물질에 심각하게 노출된 것이다.

태아는 성인에 비해 중금속에 훨씬 더 예민하다. 아이들의 경우 몸무게에 비해 넓은 피부 면적을 가지고 있고 높은 신진대사율과 간 해독기능, 신장기능, 면역기능 등의 발달이 적어서 위험하다. 노인들은 근육량의 감소와 더불어 지방량이 증가하는데, 중금속이나 화학물질이 지방에 많이 축적되기 때문에 위험하다.

일상생활에서 흔히 노출되는 화학물질은 다음과 같다.

· 살충제

살충제는 페인트, 틀니, 샴푸, 기저귀, 침대 매트리스, 종이, 카펫, 콘택트렌즈 등 수많은 일상용품에 포함되어 있다. 모든 사람이 매일같이 살충제에 노출된다고 해도 과언이 아니다. 해마다 약 8~9만 명이 살충제 노출로 인한 질병에 시달리며 약 0.1~0.2%는 사망에 이른다.

최근의 연구에 의하면 이 화학제품은 성호르몬의 생성을 방해하여 실험쥐의 유방과 난소, 자궁에 종양을 유발시키기도 했다. 동물 실험에서는 동물의 간, 심장, 그리고 신장의 기능을 파괴하는 것으로 나타났으며 무엇보다도 가장 심각한 것은 이 화학제품이 호르몬의 변화를 초래해 유방이나 자궁에서 호르몬을 방해하고 그 부분의 암 세포가 급속한 증가를 보인다는 것이다.

살충제 노출이 특히 심한 곳은 학교, 사무실, 아파트, 공장 같은 곳이다. 또한 골프장, 공원, 농장 등도 살충제 오염이 심각하다. 어떤 학자는 프로 골프 선수들이 암에 많이 걸리는 이유를 살충제 노출 때문이라고 주장하기도 한다.

살충제에 몇 번 노출된 것이 심각한 건강 문제를 일으키지는 않지만, 살충제가 체내에 흡수되어 장기간 쌓이거나 다른 화학물질과 반응을 일으키면 심각한 문제를 일으킬 수 있다.

환경의학의 전문가인 레 박사의 연구에 따르면 살충제에 노출된 107명의 환자를 조사한 결과 81%의 환자에게서 면역세포인 T, B 림프세포 수가 현저히 감소하였다. 또 40명의 환자에게서는 화학약품에 과다 반응을 나타내는 면역기능의 이상이 발견되었다.

살충제의 대표적인 성분으로는 다이옥신 있다. 다이옥신은 아주 미량이라도 흉선 자체를 축소시킬 있고 면역세포의 기능을 저하시킨다. 인체에 해로울 뿐만 아니라 내성균이 발생하는 원인이 된다.

· 제초제

생산 초기에는 식물에만 영향을 준다고 알려졌지만, 실제로는 인체에도 악영향을 미치는 독성물질이다. 주성분인 chlorophenoxy 화합물은 잡초의 성장호르몬을 억제시키는 작용이 있는데 동물의 경우 근육 마비나 심장병을 일으킨다. 또한 다이옥신 성분은 피부 발진과 선천성 기형을 초래한다.

· 포름알데히드

미국에서만 한 해 약 7억 파운드가 생산된다. 포름알데히드는 불안전성 때문에 포르말린이라는 액체 형태로 생산된다. 포름알데히드는 하드 보드, 합판, 베니어판 등의 나무로 만든 제품에 사용되고 있다. 포름알데히드는 요산과 합해져서 접착제를 만드는 데 사용되기도 한다. 이를 비누와 섞으면 스티로폼처럼 굳기 때문에 전기 절연 장치로 사용되기도 하는데, 일반인들이 접촉할 수 있는 방법은 집 안의 벽, 가구, 마룻바닥, 그리고 부엌이나 안방의

벽장이다. 포름알데히드는 가스로 방출되어 인체에 흡입되는데 0.1~5 ppm 정도의 농도로도 건강을 해칠 수 있다.

요즈음에 시판되는 옷 중에서 세탁 후 다림질이 필요 없는 주름방지 또는 형상기억으로 표기된 제품들이 있는데 이들은 모두 포름알데히드 처리를 한 제품이다.

포름알데히드는 동물 실험을 통해 발암성분임이 확인되었다. 1980년 말에 암 학회에서는 방부제를 자주 사용하는 근로자들과 해부학자들에게 뇌암 발생률이 높다는 결과를 발표하기도 하였다.

· 벤젠

벤젠은 현대인의 생활 곳곳에서 쉽게 찾을 수 있는 방향성 화학물질이다. 가장 심각한 화학용해 물질인 벤젠은 최초로 입증된 발암물질이기도 하다. 벤젠은 인체의 흉선에 축적되어 장흡충과 함께 인체의 면역체계를 망가뜨리고 결국에는 후천적 면역결핍을 일으킨다.

가장 심각한 것은 우리의 음식 속에 벤젠이 함유되어 있다는 사실이다. 음식 중에도 색소, 조미료, 향료를 방부제 등으로 처리한 가공식품 속에는 벤젠이 들어 있다. 또한 쿠킹호일, 시리얼, 시판식수, 치약, 아이스크림, 껌, 바셀린 제품, 비누, 요구르트, 젤로, 캔디, 쿠키, 스킨크림, 과일 주스, 챕스틱, 애완동물 사료, 심지어는 비타민조차도 벤젠을 함유하고 있다.

· 다이옥신

대표적인 환경호르몬으로 알려진 다이옥신은 농약을 제조하거나 쓰레기를 태우는 과정에서 발생한다. 다이옥신은 벤젠과 염소의 화합물인데, 플라스틱은 주로 염소를 사용해 만들기 때문에 많은 양의 염소가 발생한다. 다이옥신은 목재와 제지산업의 부산물로 주요 공해물질이 되고 있다.

· 프로필알코올

프로필알코올은 주로 화장품에 많이 함유되어 있다. 이는 프로필알코올의 방부 효과 때문이다. 화장품을 수년씩 사용할 수 있는 것도 바로 이 프로필알코올 덕분이다. 프로필알코올은 일반 화장품뿐만 아니라 향수, 샴푸, 헤어스프레이, 무스, 플라스틱 용기, 음료수, 과일주스, 세척알코올, 구강세척제, 면도용품, 백설탕, 디카페인 커피 등에도 함유되어 있다.

이 성분은 골수에서 백혈구 생산을 방해하여 그 숫자를 감소시킨다. 또 간 기능을 저하시켜 간경화를 일으키기도 한다.

· 페놀

벤젠에 부착된 알코올 종류다. 항생제 성분이 있어서 클리닝용품에 들어 있다.

· 휘발성 용매 화합물(VOC)

탄소와 수소를 포함하는 화합물질이다. 접착제, 왁스, 클리닝용품, 화장품, 페인트, 잉크, 살균소독제, 향수, 구강세척제, 방향제, 인공섬유, 커튼, 플라스틱, 살충제 등에 들어 있다.

· 플라스틱

인류가 발명한 수많은 물질 중에서도 생활의 편리함을 널리 가져다준 것은 바로 플라스틱이다. 해마다 플라스틱 생산량은 폭발적으로 증가하고 있으며, 플라스틱 사용의 중요성은 전기와 비교될 정도가 되었다. 현대 과학기술은 중합체(polymer)라는 거대분자를 생산해내어 플라스틱으로 어떤 형태든 만들어 낼 수 있게 되었고 영원히 소멸되지 않는 물질을 창조했다.

1997년 암과 환경문제에 관한 국제회의에서 다음과 같은 내용이 발표되었다. 1990년대에 들어 14세 이상 아이들의 암 발병률이 급격하게 높아졌는데(고환암 60%, 골암 50%, 뇌암 30% 증가를 보였다) 그 주원인이 젖병, 유아용 식기, 조리기구 등에 포함된 비스페놀-A 성분으로 때문이라는 것이다. 플라스틱 성분 중 비스패놀-A(BPA)는 음식 용기, 젖병, 장난감 등에 들어 있는데 뜨거운 물에 닿으면 유해성분이 발생한다. 또한 탈래트(Phthalate)는 플라스틱의 유연성을 높이기 위해 첨가되는 물질인데, 2003년 하버드대학의 연구 결과를 보면 소변샘플에서 탈래트가 다량 검출된 실험자는 정자수가 5배나 부족한 것으로 나타났다. 2007년 9월 영국의 가디언지는 플라스틱으로 만든 비닐봉지를 '인류 최악의 발명품'으로 선정하였다. 선정 이유로는 비닐봉지가 치명적인 환경오염을 유발하여 인류의 건강과 환경에 악영향을 끼치고 있는 점이었다.

· 염소

수돗물에는 살균작용을 위해 염소가 첨가되어 있다. 염소는 여성호르몬으로 알려진 에스트로겐 같은 물질로 쉽게 변성되어 암을 일으킨다. 실제로 치약, 주방세제, 항균비누 등에 들어 있는 화학물질이 염소와 반응을 일으켜 클로로폼 가스가 발생되고, 이 성분은 피부나 호흡기를 통해 체내에 흡수된다. 이 물질은 우울증, 간 질환, 암 등을 일으킨다.

또한, 수돗물 안의 다른 화학물질과 염소가 반응하면 트리할로메탄(Trihalomethane)이라는 발암물질이 발생된다. 뜨거운 물로 샤워하는 경우 트리할로메탄이 가스 형태로 발생하여 호흡을 통해 폐로 들어와 전신에 퍼지게 된다. 이 물질은 분해 과정 없이 흡수되기 때문에 독성이 수돗물 안에 있을 때보다 약 1,000배 높아진다.

염소로 채소를 씻는 경우 염소가 채소 내 세포 속으로 들어가 비타민을 파괴하는데, 이때 약 10~30% 정도의 영양분 손실이 발생한다.

이처럼 다양한 인공 화학물질은 중추신경계, 점막질, 간, 신장, 심장, 골수, 말초신경, 장애, 유산, 불임, 구토, 멀미, 두통, 어지럼증, 심계항진, 정신이상, 자살충동, 암, 자폐증, 알츠하이머 등 의학계에 알려진 대부분의 문제를 일으킬 뿐만 아니라 심하면 사망에 이르게 된다.

인공 화학물질이 면역기능에 미치는 영향으로는 natural killer cell의 활동을 저하시키고 자가면역 이상을 일으키는 것이 있다. 이런 화학물질은 인체 내에서 바로 증상을 나타내기도 하고, 몸에 축적되어 있다가 나중에 건강 문제를 일으키기도 한다. 이를 보여주는 예가 있다. 2004년 유럽조약에서 성인을 상대로 혈액검사를 한 결과 놀라운 사실이 나타났다. 1970년대에 이미 사용이 금지된 22개의 화학물질이 검출되었다.

화학물질들의 가장 큰 문제는 안전성에 대한 장기적인 임상 결과가 없다는 점이다. 화학물질을 생산해내는 회사는 항상 특정한 화학물질이 특정한 건강 문제를 일으킨다는 근거가 없다고 주장한다. 그러나 이 주장은 특정 화학물질이 건강 문제를 일으키는지 그 여부를 모른다는 것과도 같다. 논리대로 따져본다면 안정성이 입증될 때까지 사용을 금지해야 한다.

이와 같은 독성물질의 문제점은 크게 두 가지다.

첫 번째 문제는 독성물질이 합해졌을 때 나타나는 시너지 효과의 안정성 결여다. 여기서 시너지 효과란 두 가지 혹은 그 이상의 물질이 합해졌을 때 나타나는 효과가 개별적인 물질 효과를 합한 것보다 훨씬 크다는 것이다. 독극물의 경우 독성이 1인 물질과 독성이 2인 물질이 합해지면 그 결과가 3이 아니라 3백, 3천이 될 수도 있는 것과 같다.

2년에 걸친 영국 라버풀 대학의 임상 결과는 다음과 같다. 음식에 첨가되는 인공감미료, 인공조미료, 인공색소(파랑, 노랑) 등 네 가지 물질이 신경세포 성장에 미치는 영향을 조사한 결과 이 네 가지를 혼합했을 때 시너지 효과로 인해 신경세포에 미치는 악영향이 7배나 높아진 것으로 나타났다, 어떤 학자는 현대인들에게 발생하는 원인을 알 수 없는 질환의 원인이 바로 독성물질의 시너지 효과 때문이라고 주장하기도 한다.

두 번째 문제는 독성에 반응하는 개인차에 대한 연구가 없다는 점이다. 주변을 돌아보면 어떤 사람은 술이 매우 약해서 소주를 한 잔만 마셔도 취하는가 하면 어떤 사람은 말술을 마셔도 끄떡없는 사람이 있다. 이처럼 개개인이 유전인자, 생체대사, 나이, 성별, 식습관, 생활환경 등에 따라 화학물질에 다르게 반응하지만 이런 현상에 대한 임상연구는 없다.

그렇다면, 인공 화학물질에 노출되지 않도록 예방할 수 있는 방법은 무엇이 있을까?

(1) 상품 겉에 표기된 레이블을 통해 내용물을 확인한다.

(2) 가능한 화학물질의 사용은 피하고, 천연물질로 생산된 제품으로 대체한다.

(3) 한 달에 1일 정도는 금식을 한다.

(4) 간, 신장 디톡스 치료를 받는다.

(5) 유기농산물을 섭취한다.

(6) 정기적으로 운동을 하여 땀을 흘린다.

(7) 평소 간 기능을 최대한으로 유지한다.

* 해독의 황제, 간

요즈음 자연의학치료 중 많은 관심을 끄는 것이 바로 디톡스 치료다. 여러 경로를 통해 몸에 쌓인 노폐물과 독을 없애는 것은 모든 치료의 출발이고, 특히 다이어트 치료 중에 꼭 필요한 부분이기도 하다.

간은 우리 몸에서 약 500가지 이상의 중요한 역할을 담당한다. 가장 중요한 해독기능 이외에도 콜레스테롤을 만들고 쓸개즙을 만들어 쓸개에 저장시켰다가 지방을 소화할 때 분비시키거나 비상시에 저장해놓았던 포도당을 에너지원으로 사용하기도 한다. 지방산, 아미노산, 비타민, 미네랄 등을 생산하고, 과다한 아미노산은 유리산으로 전환시켜 방출하며 철분, 비타민 A, D, B12 등을 저장했다가 필요한 기관에 보내는 역할을 하기도 한다.

간은 이렇게 많은 일을 해야 하므로 인체의 내장기관 중 가장 크고 많은 양의 혈액과 에너지를 공급받는다. 간은 내장기관 중에서 유일하게 재생할 수 있으며 전체의 3/4을 손실해도 그 기능을 유지할 수 있는 놀라운 기관이다.

몸 안의 독소를 제거하는 해독기능은 피부, 폐, 대장, 담낭 등에서도 찾을 수 있지만 역시 해독기능의 주인공은 바로 간이다. 소장에서 흡수된 에너지원과 영양분들은 간 문정맥을 통해 일단 간으로 가서 해독하는 과정을 거쳐 온몸으로 퍼져 나간다.

우리 몸에 있는 독소는 크게 두 가지로 나눌 수 있는데, 하나는 외부로부터 들어오는 것이고, 또 다른 하나는 인체 내의 여러 대사 과정에서 발생된 것이다.

간의 해독과정은 크게 2단계로 나눌 수 있다. 1단계는 P450이라는 효소의 작용으로 산화, 환원, 가수분해를 통해 독소를 다른 물질과 쉽게 반응을 할 수 있도록 변환시키는 단계다.

2단계에서는 1단계를 거친 독소물질을 glycine, sulfur, gluthathione 등의 화학물질과 결합시켜 물에서 잘 녹을 수 있도록 변환시킨 후 신장으로 보내어 소변을 통해 몸 밖으로 배출하게 하는 것이다.

* 간이 안 좋으면?

일반적으로 간 질환 하면 간염, 간경화, 간암 등을 말하지만, 여기에서는 간의 해독기능 저하로 발생되는 문제를 알아본다. 간의 해독기능이 떨어지는 이유는 과다한 약물복용, 영양부족, 과다한 호르몬, 독소를 지닌 외부환경, 과음 등이 그 원인이다.

이러한 원인으로 간의 해독기능이 떨어지면 독성을 그대로 지닌 해로운 물질들이 온몸에 퍼지게 되는데 이 물질들은 다른 정상 세포와 결합하여 그 기능을 파괴하는 자유유리기(free radical)로 변환되어 동맥경화, 알레르기, 관절염, 전립선암, 알츠하이머, 일반 간 질환, 만성피로증후군 등 각종 질병을 일으킨다.

간의 해독기능이 떨어졌을 때는 sulfite가 포함된 가공식품, 카페인, 향수나 화학물질, 마늘 등에 과민반응을 나타내거나 소변에서 악취가 나고 두통이 있으며 이유 없이 몸이 가려운 증상이 나타난다.

우리 몸에 간이 감당할 수 없을 만큼의 독소들이 쌓이면 우리 몸의 다른 조직에도 반드시 필요한 영양분들(sulfate, gluthathione)이 모두 해독작용에 다 소모되어 다른 조직(예를 들어 관절이나 신경조직 등)에 문제를 가져온다. 예를 들어 관절염을 치료하기 위해 글루코사민 영양제를 아무리 많이 먹는다 해도 간의 해독기능에 모두 사용되면 관절염이 낫지 않게 된다.

간의 기능성 검사로는 카페인, 아세타미노판, 아스피린 등을 먹은 후 타액을 통해 간의 1, 2단계의 해독기능을 알아보는 것이 있다. 간의 해독기능에 문제가 있는 경우 그 원인이 소장이나 대장의 문제일 수도 있기 때문에 때에 따라서는 대변샘플 검사도 병행한다.

* 간에도 약이 있다

일반적으로 "간에는 약이 없다."라고 알려져 있지만 많은 임상 결과와 연구를 통해 간의 해독기능을 향상시키는 영양제나 자연약초들의 효과가 널리 알려져 있다.

먼저 체내에 독소물질이 침투하지 못하도록 작업 환경, 주거 환경을 점검해보고 약물복용이나 음식물 섭취에 주의한다. 특히 요즈음은 자연 생태계에서는 존재하지 않지만, 인위적으로 만들어진 물질(xenobiotic)이나 육류나 플라스틱 용기 등에 포함된 에스트로겐에 노출되기가 쉬운데 이들이 일단 우리 몸에 들어오면 독소가 되어 많은 문제를 일으킨다.

그다음으로는 간의 해독작용을 돕는 영양제나 자연약초들을 섭취하면 되는데 비타민 B, C, 엽산, 구리, 마그네슘, 철분, 몰리비늄, 아연, 셀레니움, 타우린, 카니틴, 엉겅퀴(artichoke), 감초, 민들레(dandelion),밀크티슬 (milk thistle), 메티오닌(methionine), 시스테인(cysteine), 글루타티온(glutha-thione), (과일 중 그레이프프루트에는 해독기능을 방해하는 naringenine이라는 성분이 들어 있어 과다 섭취는 피하는 것이 좋다.)

이런 독소나 노폐물은 주로 지방조직에 많이 축적된다. 그래서 특히 여성의 경우 살이 많이 찌게 되면 지방조직이 늘어나게 되고, 독소나 노폐물이 쉽게 축적된다. 그렇기 때문에 다이어트 요법에서 디톡스 치료를 병행하면 지방도 빼면서 동시에 독소와 노폐물을 제거하는 일거양득의 효과를 거둘 수 있다.

(14) 숙변을 제거한다

인체의 기능이 저하되거나 질병이 발생하는 원인은 쉽게 두 가지로 요약할 수 있다. 첫 번째는 건강에 필요한 어떤 요소가 부족한 것이고, 두 번째는 건강을 해치는 어떤 요소가 많은 경우다.

자연의학자들은 건강을 해치는 요소 중 가장 대표적인 것으로 독소를 언급한다. 그러므로 임상에서 해독 치료를 매우 중요시할 뿐만 아니라, 식이요법이나 영양제 치료법을 쓰기 전에 반드시 몸 안에 쌓여 있는 독소를 제거한다. 흔히 해독 치료를 할 때 간의 해독 작용을 돕는 치료를 많이 하는데, 간에서 해독하는 요소들은 장에서 흡수된 것이므로 먼저 장의 독소를 제거하는 것이 좋다. 이때 장의 대표적인 독소는 바로 숙변이다.

* 숙변이란 무엇인가?

숙변은 자연의학자들과 현대의학자들 사이에서 커다란 논란의 대상이 되고 있다. 숙변이란 변비로 인해 제때 배설되지 않고 장에 남아 있게 된 변을 말한다. 이러한 숙변에는 며칠간 쌓인 숙변이 있는가 하면 몇 주 혹은 몇 달, 몇 년 등 장기간에 걸쳐 형성된 숙변도 있다.

일반 의사들은 대장이나 소장에 끼어 있는 숙변은 없다고 주장한다. 단기간에 걸쳐 장 안에 쌓인 숙변은 대장 내시경으로 보이지 않는데 이는 너무나 당연한 일이다. 왜냐하면 대장 내시경을 하기 전에 약을 먹어 관장하기 때문이다. 의사들이 숙변을 발견하지 못하는 이유 중 또 하나는 단기간에 형성된 숙변을 숙변으로 인정하지 않기 때문이다.

그렇다면 숙변은 왜 생기는 것이고 그 정체는 무엇일까?

소화 효소나 위산 부족으로 충분히 소화되지 않은 음식찌꺼기는 장의 벽에 흡수되어 알레르기를 일으키기도 하고 장내에 남아 부패하게 된다. 이때 인디칸(indican)이라 불리는 피놀릭성분(phenolic)의 독소가 발생하기도 한다. 이 독소의 유무 여부는 소변샘플을 통한 검사로 확인할 수 있다. 우리 인체는 이러한 음식찌꺼기에서 발생하는 독소나 화학물질로부터 인체를 보호하기 위해 점액을 분비한다. 숙변이란 이러한 점액과 음식찌꺼기가 결합한 것이다.

이렇게 합쳐진 점액과 음식찌꺼기는 장을 통과하면서 수분이 제거되고, 딱딱해져서 장벽에 들러붙게 된다. 그리고 이러한 현상이 오랫동안 반복되면 결국 장내에 질긴 고무와 같은 검은색 물질이 남게 된다.

숙변은 자체의 노패 지방과 단백질이 부패하여 그 독소가 신체 곳곳으로 스며들기 때문에 건강에 해롭다. 또 숙변에 서식하는 온갖 유해균과 기생충이 내뿜는 독성물질들 또한 해롭다. 이들 독성물질은 만성피로, 악취, 신경성 질환, 두통, 소화 불량, 생리 불순, 천식, 알레르기, 치질 등을 일으킨다. 또한 뇌졸중(중풍)의 원인이 되기도 한다. 그러므로 건강을 유지하기 위해 장 청소를 6개월에 한 번씩 할 것을 권한다.

(15) 선 스크린 제품 사용에 주의한다

따스한 봄날 밝게 내려쬐는 햇볕을 맞으며 사랑하는 연인과 산책하는 것은 생각만 해도 즐거운 일이다. 햇볕을 쬐는 것만으로도 충분한 비타민 D를 섭취할 수 있고 인공 생산된 비타민 D 과다 섭취로 인한 부작용 염려도 없다.

겨울철에 햇볕을 쬐면 따듯한 느낌에 기분도 좋아지지만 봄에 발생할 수 있는 각종 환절기 질환을 예방할 수 있다. 또한, 햇볕은 눈을 통과하여 아드레날 기능을 향상시켜 호르몬 조절에도 도움을 준다. 그런데 최근 연구결과를 보면 해마다 피부암이 7%씩 증가하고 있으며 환자의 연령층이 점점 더 내려가고 있다 한다. 작년에는 약 1백만 건의 피부암 사례가 보고되었고, 그 중 약 1만 명이 사망한 것으로 알려졌다.

이런 현상은 오염으로 인해 지구 대기권의 오존층이 파괴되어 인간에게 유해한 광선들이 차단되지 못하는 것이 원인일 수도 있지만, 더 근본적인 문제는 인간의 피부가 건강하지 못한 상태에서 햇볕에 과하게 노출되는 것과 선 스크린 제품의 오용 때문이기도 하다.

*** 선 스크린(sunscreen) 제품**

일반적으로 선 스크린 제품이 태양광선으로부터 피부를 안전하게 보호해 줄 거로 생각하지만 실제로는 선 스크린을 바른 사람들이 피부암 중 하나인 흑색종(melanoma)에 더 잘 걸린다는 임상 결과가 나왔다. 또 제품성분 중에 PABA, titinum oxide 등의 발암물질이 들어 있는데, 장기간에 걸쳐 사용했을 때 이런 성분이 어떤 부작용을 일으키는지 알려진 것이 없다. 선 스크린이 피부암을 일으키는 UV-A는 차단하지 못하고 반대로 비타민 D합성에 중요한 역할을 하는 UV-B를 차단하기 때문이다. 또한, 선 스크린은 바른 후 30분 이상이 지나야 효과가 나타나고 45분마다 발라줘야 하는데 이러한 지침을 모르는 소비자들은 크림을 바르기만 하면 안전할 것이라고 생각한다.

인체의 피부에는 멜라닌세포(melanocyte)가 있는데 일단 피부가 햇볕에 노출되면 멜라닌(melanin)이란 천연색소를 만들어 피부를 보호한다. 말하자면 천연 선 스크린 크림이다. 그러나 이런 천연 선 스크린도 장시간의 태양광선에는 당할 힘이 없다.

만약 햇볕에 노출된 피부가 약간 벌겋게 되거나 분홍빛이 돌면 바로 일광욕을 끝내야 한다. 또 피부가 약한 사람들은 미리 긴소매로 피부를 보호해야 한다. 일광욕은 여름에만 하는 것보다 1년 내내 조금씩 골고루 하는 것이 좋으며, 직사광선 에너지가 가장 높은 오후 12~2시 사이에는 직접적인 노출을 피하는 것이 좋다.

* 바른 영양 섭취로 건강한 피부를!

피부암을 예방하거나 건강한 일광욕을 위해서는 바른 영양 섭취를 통해 평소에도 건강한 피부를 유지하는 것이 중요하다.

① 인체는 피부에 어떤 지방을 함유하고 있느냐에 따라서 태양광선에 노출되었을 때 결과가 달라진다. 예를 들어 피부에 오메가-6-불포화지방산이 많으면 태양광선의 이온 방사선의 영향으로 산화작용(oxidation)이 일어나 피부암 같은 질환에 걸릴 가능성이 크다.

② 평소에 항산화(antioxidant) 영양을 많이 섭취해야 한다. 대표적인 것은 비타민 A, C, E, 셀레니움, 아연 등으로 싱싱한 각종 채소, 과일 등에 많이 함유되어 있다. 가능한 한 여러 종류를 선택해서 섭취하면 좋다. 식탁 위가 무지개처럼 다양한 색상이면 좋다.

③ 햇볕에 과하게 노출되면 인체에 꼭 필요한 여러 영양소가 파괴되거나 그 기능을 상실하는데 그중 하나가 엽산(folic acid)이다. 아미노산이나 유전물질(DNA, RNA) 합성에 중요한 역할을 하는 엽산은 녹색 식물이나 소간 등에 다량 함유되어 있는데, 실제로 25~50%만 체내에 흡수되고 조리과정 중 상당량이 파괴되기 때문에 섭취량에 주의해야 한다.

④ 생선 오일, 아마씨(flaxseed)에 함유된 오메가3 지방산 섭취를 늘린다. 과다한 일광욕으로 피부에 염증이 생겼을 때 치료 효과가 있다.

⑤ 일부 감기약, 항생제, 이뇨제, 정신질환 치료제 등은 햇볕에 대한 피부저항성을 저하시키기 때문에 가능한 복용하지 않는 것이 좋다.

⑥ 피부는 인체에서 가장 큰 기관이자 외부로부터 인체를 보호하는 첫 번째 방어기관이다. 잦은 사우나나 인공화학성분의 화장품 사용은 피부를 약하게 하고 결국 피부질환이나 감염질환에 걸리게 된다.

(16) 음식 알레르기 요인을 제거한다

최근 많은 연구가 만성감염 질환과 음식 알레르기의 상관관계를 보여주고 있다. 임상적으로도 많은 사람이 알레르기 증상을 가지고 있기 때문에 치료할 때 음식 알레르기 여부를 검사하는 것은 중요하다.

음식을 통해 알레르기 인자가 인체에 들어오면 면역세포는 외부 균의 공격을 받은 것으로 간주한다. 그러면 백혈구가 알레르기 인자가 있는 소화기관으로 이동한다. 그런데 이러한 면역반응을 일으키는 음식을 자주 섭취하게 되면 면역세포가 소화기관에만 국한되기 때문에 다른 부위에 있는 병원균에 대한 역할을 수행하지 못한다.

일반적으로 알레르기 검사에 많이 사용하는 방법은 피부에 알레르기 진을 접촉시켜 반응을 알아보는 면역글로불린(IgE) 검사다. 이는 면역세포와 알레르기 인자가 즉시 반응하는 경우에만 효과가 있다. 면역세포와 알레르기 인자가 느리게 반응하는 경우(IgG)에는 즉각적인 반응이 나타나지 않기 때문에 정확한 알레르기 유발인자 검사를 하려면 혈액샘플을 통해 IgE와 IgG 두 가지를 모두 검사해야 한다.

즉각적인 반응을 보이는 대표 음식으로는 달걀, 생선, 콩, 땅콩, 갑각류(조개, 새우, 게)가 있고, 느린 반응을 보이는 음식으로는 우유, 초콜릿, 밀, 감귤류, 식용색소 등이 있다. 이외에도 대두(Soy), 옥수수도 대표적인 알레르기 음식이다.

알레르기 음식을 찾으면 일정 기간 피해야 하고 다시 섭취하고 나서도 증상이 심하게 일어나면 장기간 내지 평생 섭취를 금해야 한다.

다음은 음식 알레르기와 면역기능의 관계를 보여주는 연구다.

만성 중이염을 앓고 있는 104명의 아이를 조사한 결과 81명의 아이가 우유와 밀에 알레르기가 있었다. 이 아이들이 일정 기간 우유와 밀을 포함한 음식 섭취를 피한 결과 만성중이염이 치료되었는데, 이후 다시 알레르기 음식을 섭취한 결과 중이염이 재발하는 결과를 보여주었다.

(17) 예방접종을 피한다.

면역기능과 관련된 내용 중 가장 논란의 여지가 많은 부분이 예방접종이다. 일반 의료계나 부모, 소비자들이 상식적으로 알고 있는 내용이 그 어떤 종교적 신념보다 강하게 자리 잡고 있는 현실에서 예방접종의 문제점이나 그 진실을 알린다는 것은 대단히 어려운 일이다.

여기에서는 광범위한 예방접종의 문제를 자세히 다루기보다 상식으로 알려진 내용과 그 이면에 알려지지 않은 사실을 간단하게 소개하려고 한다.

상식 1. 예방접종 이후 무서운 전염병이 사라졌다?

사실 : 예방접종이 대량으로 시행된 시기는 대략 1940년대 후반부터다. 그런데 예방접종이 시행되기 이전에 이미 소아들에게 쉽게 발생되었던 대부분의 전염병(성홍열, 백일해, 홍역, 디프테리아) 사망률은 95% 이상 감소하였다. 그 이유는 위생시설, 환경, 식생활 개선 등의 요인이 컸다. 즉 예방접종이 전염병으로부터 인류를 구원해주었다는 주장은 설득력이 없다.

상식 2. 예방접종은 안전하다?

사실 : 백신 안에는 수은, 포름알데히드, 알루미늄, 에틸렌글리콜, 인공 배양된 세균, 항생제 등이 포함되어 있지만, 이런 성분들의 안전성 검사는 없었다. 어떤 의학 학회지나 논문에도 예방접종의 안전성을 입증한 내용은 없다. 수은이나 알루미늄은 독성이 강한 중금속으로 뇌신경을 파괴해 자폐증이나 알츠하이머의 원인으로 의심되고 있다.

또한 대량 예방접종이 시행된 이후 원인을 알 수 없는 자가면역 질환, 자폐증, 신생아 돌연사, 피부질환 등의 문제가 소아들 사이에서 심각하게 발생하고 있다. 특히 매년 생후 2~4개월밖에 안 된 약 1만 명의 소아들이 원인을 알 수 없는 '신생아돌연사증후군'이란 병으로 사망하고 있다. 자폐증의 경우 아직까지도 일반의학계에서는 원인을 모른다고 주장하지만, 백신 안의 수은이나 혼합백신인 MMR이 그 원인으로 의심되고 있다. 물론 대량 예방접종을 시행하기 전에는 병명조차 존재하지 않았다. 이렇게 예방접종 시행 이후 부작용 사례가 많이 발생하게 되자 결국 미 정부는 1991년에 '전미아동백신상해법'을 제정했다.

이후 해마다 10만 건 이상의 부작용 사례가 보고되고 있는데 정부기관에 따르면 이 보고가 실제 발생 건수의 10%도 안 될 것으로 알려져 있다.

상식 3. 예방접종은 효과적이다?

사실 : 자연적으로 사라진 질병들이 예방접종 이후에 오히려 나타나는 경우가 많다. 미국 정부는 "1979년 이후 발생한 모든 소아마비 질환은 소아마비 백신이 그 원인이다"라고 발표하기도 했다. 자연적으로 소멸되어가는 전염병 세균들을 백신개발로 인해 인공적으로 배양하고 접종함으로써 병에 걸리게 되는 결과를 가져온 것이다. 수많은 통계자료를 보면 요즈음도 전염병에 걸려 사망하거나 부작용을 겪는 사람들 대부분 이미 예방접종을 받았던 경우다.

■ 표 8-2. 자연면역과 인공면역의 비교

자연면역	인공면역
자연계 질병균	인공적 배양
평생지속	일시적 면역현상
일생 한 번만 감염	재접종 필요
모체에서 태아로 전이	예측할 수 없는 상황

예방접종을 반대하는 사람들은 백신 안의 수은이 심각한 문제를 일으키기 때문에 성분에서 제거되어야 한다고 주장한다. 그런데 개인적으로는 수은도 문제이지만 자연계에 존재하지 않는 세균을 조작해서 인체에 주입하여 선천적으로 타고난 자연면역을 억제시키고 인공면역을 일으키는 것이 더 근본적인 문제가 아닐까 생각한다.

아동기에 질병에 걸려도 대부분 자연적으로 낫거나 가볍게 앓고 지나가면 자연면역이 생겨서 성인이 되어 같은 세균에 감염되어도 질병으로 발전하지 않게 된다. 그러나 예방접종을 통해 인공면역을 일으키면 후에 성인이 되어 같은 세균에 감염되었을 때, 심하게 질병을 앓거나 심각하면 생명에 지장을 줄 수도 있다.

참고로 자연면역과 인공면역을 비교하면 다음과 같다.

일부 자연의학자들은 선천적으로 유전병을 갖고 태어난 아이들을 제외하고 원인 모를 소화질환, 천식, 아토피 등을 앓는 아이들은 모두 신생아 때부터 접종된 백신이 질병의 원인이라고 주장한다.

이러한 예방접종의 피해에 대하여 자세히 알고 싶다면 안전한 예방접종을 위한 모임(www.selfcare,or.kr)과 도서 '백신 그리고 우리가 모르는 이야기'(여문각)를 참고하기 바란다.

(18) 중금속 노출을 최소화한다

최근 50년 동안 중금속이 환경오염뿐만 아니라 인체 건강에도 악영향을 미친다는 연구결과가 발표되었다. 건강에 악영향을 미치는 중금속으로는 알루미늄, 카드뮴, 알스닉, 구리, 납, 니켈, 수은 등이 있다. 이런 중금속들은 신경, 면역, 소화, 호르몬, 신장 기능 등에 독소로 작용한다.

중금속 중에서도 수은의 문제는 매우 심각하다. 수은은 자연 상태에 있는 중금속 중 독성이 매우 높은 중금속으로 분류되어 안정성 여부에 관한 많은 연구가 이루어지고 있다.

1932년에서 1968년 사이 일본 미나마타 현에서 발생한 수은중독사례는 매우 잘 알려져 있다. 미 환경처는 1990년 여름부터 수은을 포함한 페인트 사용을 금지했다. 수은 중독은 인체에 여러 가지로 문제를 일으키는데 대표적인 것으로 뇌, 신경, 신장, 면역기관의 기능을 저하시킨다.

수은은 인체 내에서 비타민이나 조효소의 역할을 방해함으로써 정상적인 생리기능을 저하시키고, 외부의 정보를 뇌에 입력하는 데 필요한 뇌신경 전달물질인 아세틸콜린 합성을 방해한다.

* 수은에 노출되는 경로

인체가 수은에 노출되는 가장 흔한 경로는 바로 충치 치료에 사용되는 아말감을 통해서다. 수은은 약 150년 전부터 충치를 때우는 데 사용되었다. 금이나 은 재료보다 훨씬 저렴했고 강한 재질이기 때문이다.

아말감 성분은 수은(50%), 은(40%), 기타 물질(10%)로 이루어져 있다. 미국에서는 매해 7천2백만 톤의 수은이 치과 의료에 쓰이고 있으며 대부분은 아말감 치료에 사용된다. 미 치과협회나 대부분의 치과의사들은 아말감의 수은 성분이 문제를 일으키지 않는다고 공식적으로 부인하였다.

수은은 음식물이나 껌을 씹을 때, 뜨거운 음료나 차를 마실 때, 이를 닦거나, 이 치료를 받을 때 등 증발되거나 성분 자체가 빠져나와 인체 내에 흡수된다. 아말감의 수은은 입이나 장의 세균에 의해 메틸수은의 형태로 변환되는데 이 성분은 자연적인 수은보다 독성이 훨씬 강하고 흡수가 빠르며 몸 안에서 장기간 축적된다.

아말감 치료를 받은 35명에게 10분간 껌을 씹게 한 후 호흡 측정을 통해 증발된 수은의 양을 조사한 결과, 껌을 씹기 전보다 수은이 약 6배나 증가하여 나타났다.

다음 수치를 보면 얼마나 많은 양의 수은이 아말감에서 빠져나와 인체 내로 흡수되는지 알 수 있다. 성인 한 사람이 10개의 아말감을 가지고 있다면 하루에 빠져나오는 수은의 양은 약 30g 정도다. 이 수치는 미 식약청에서 정한 안전수치(2.89g/하루)의 10배에 해당한다. 보통 아말감 1개에 들어있는 수은의 양이 0.5g(5십만 g) 정도 되는데, 그중 50%는 10년 정도 되면 빠져나온다.

이처럼 아말감을 통해 흡수되는 수은의 양이 절대 적지 않다. 더 심각한 문제는 이런 현상이 아말감을 제거하지 않는 한은 평생 동안 일어난다는 점이다.

아말감의 수은 문제는 환자뿐만 아니라 치과 분야의 종사자에게도 많은 영향을 미친다. 치과 분야 종사자들의 소변에서 검출되는 수은의 양은 일반인보다 2배가 높았고, 장기간 일한 치과의사의 경우 4배나 높게 나타났다. 이처럼 치과의사나 치과 분야에 종사하는 많은 사람들은 수은 노출로 인해 건강상의 문제점들이 있다.

통계적으로 치과의사가 다른 직업군에 비해 자살률이 높다. 이는 수은이 뇌 신경 기능을 저하시켜, 기억력 감퇴, 불안증 등의 질환을 일으키는 것과 관련이 깊다. 이러한 수은 중독의 문제 때문에 일부 환자들은 아말감 제거치료나 자연 신경치료를 전문으로 하는 치과의사(Biological dentist)에게 치료를 받기도 한다.

특히 성인여드름, 자가면역 이상, 기억력 감퇴, 신경학적 이상, 음식 알레르기, 우울증, 손발 저림 등의 증세를 가진 환자들은 아말감 제거 치료 후 증세가 호전되는 경우가 많다.

두 번째는 예방접종을 통한 수은감염 문제다. 백신 안에 있는 수은이 심각한 이유는 수은 중에서도 인체에 가장 치명적인 메틸수은이라는 형태로 들어 있기 때문이다. 미 환경처(EPA)에서 정한 하루 최대 안전한 수은량은 0.1 mcg/kg/day로 정해져 있다.

다음 표는 미국에서 시행되는 예방접종과 그 안에 함유된 수은의 양이다(표 8-3).

■ 표 8-3. 미국에서 시행되는 예방접종과 그 안에 함유된 수은의 양

예방접종	접종시기	수은 함유량(mcg)	안전함유량 비교
B형 간염백신	생후 직후	12	30배
DPT, HiB	생후 4개월	50	60배
B형 간염백신, 소아마비	생후 6개월	62.5	78배

미국식품의약국(FDA) 공식 통계자료

위의 표를 보면 예방접종을 통해 얼마나 많은 수은이 인체에 감염되는지 잘 알 수 있다. 수은은 독감 백신을 비롯하여 다른 많은 예방접종에도 함유되어 있다. 현재 미국에서는 일반 가정에서 수은 온도계가 깨지더라도 수은이 노출되면 반드시 해당 구역 정부기관에 연락을 취하여 시에서 이를 제거하고, 노출된 장소에 1주일 정도 출입 금지하도록 법으로 정해져 있다.

그러나 온도계에 들어 있는 수은은 백신에 들어 있는 수은보다 훨씬 안전한 형태다. 그런데도 현실적으로는 온도계의 수은보다 훨씬 독한 수은을 예방접종이라는 명목으로 아이들에게 직접 주입한다.

세 번째 경로는 음식물 섭취로 인해 수은이 체내에 쌓이는 경우다. 일반

곡물이나 채소, 과일 재배 시 농약이나 제초제에 수은이 함유되는 경우와 생선 섭취를 통해 수은에 노출되는 것이다. 생선 중에서도 참치, 황새치, 상어 같은 큰 물고기나 도시 근처에 있는 민물에 사는 생선에 수은 감염이 심한 것으로 알려져 있다. 특히 요즈음 임산부들은 참치 섭취를 피하도록 권고하고 있다.

그 밖에도 화산폭발이나 공장폐기물 등을 통한 경로가 있다.

*** 수은이 면역기능에 미치는 영향**

수은에 노출되었을 때 나타나는 증상으로는 빈혈, 장염, 우울증, 현기증, 두통, 호르몬 문제, 고혈압, 시력, 청력저하, 불면증, 소화 질환, 관절염, 신장기능 저하, 기억력 감퇴, 손발 저림, 말초 신경염, 근육 떨림, 근력저하, 자가면역 질환, 알레르기 등이 있다. 면역기능과 관련된 연구는 다음과 같다.

· 44명의 공장 근로자들이 안전 수치양보다 적은 양(50ug/gram of creatine)의 수은에 노출된 후 혈액검사를 했다. 검사결과 면역 글로불린(IgG, IgA, IgM)의 수치가 증가하였음이 나타났는데 이 면역글로불린과 T-림프세포의 이상 결합이 정상조직을 공격하는 비정상적인 항체를 생산하게 되었다.

· 쥐의 치아에 인공으로 아말감을 삽입한 후 혈액검사를 실시한 결과 자가면역 항체와 관련이 있는 면역글로불린(IgM) 수치의 증가세를 보여주었다.

· 스웨덴의 한 연구에서 아말감 치료 수술을 한 후 장에서 내성 박테리아가 5배나 증가한 것으로 나타났다. 이는 아말감 성분이 면역기능을 저하시켜 내성 박테리아를 증가시킨 것을 의미한다.

· 아말감 치료를 받은 후 T-림프세포의 생성이 저하되었고 다시 아말감을 제거한 후에는 T-림프세포의 생성이 증가하였다.

(19) 수분을 충분히 섭취한다

인체의 70%는 물로 구성되어있다. 좀 더 세분화해보면 혈액, 심장, 폐, 콩팥의 80%, 근육, 대장, 뇌의 75%, 심지어 뼈의 22%도 물로 되어 있다. 갓 태어난 아이들은 몸은 80%가 수분이며, 나이가 점점 들어갈수록 수분이 줄어들어 노인이 되었을 때는 50%에 머문다. 결국, 노화는 물이 줄어드는 현상이라고도 할 수 있다.

물은 혈액을 통해 산소, 영양분 공급과 노폐물 처리, 호르몬 대사, 인체의 pH조절, 일정 혈액량 유지 등의 역할을 담당한다. 물의 역할 중 가장 중요한 것 중 하나가 세포 내에 있는 칼륨(K)과 세포 밖에 있는 나트륨(Na)의 균형을 조절하는 것이다. 이들 이온의 균형은 근육과 신경계 기능에 매우 중요한 역할을 한다.

이처럼 중요한 물은 식수를 통해 60%를, 음식으로 30%, 그리고 나머지 인체 내의 생리학적 과정에서 10%를 공급받으며, 소변으로 60%, 호흡 시 피부와 폐를 통해서 30%, 땀을 통해 5%, 대변으로 5%가 빠져나가게 된다. 특히 무더운 여름철 땀을 많이 흘리거나 평소 많은 육체적 활동을 하는 사람들은 더 많은 양의 수분을 빼앗긴다.

* 전 목마르지 않은데요!

가끔 환자 중에 "목이 마르지 않는데 어떻게 하루 종일 물을 마시느냐?" 라고 반문하는 경우가 있다. 결론부터 말하자면 물은 목마름과 상관없이 마셔야 한다. 인체가 탈수 상태(dehydration)에 처하면 뇌에서 갈증을 호소하게 되어 물을 마시게 된다. 그러나 이때는 이미 탈수로 인한 스트레스로 인체의 기능들이 저하된 상태로 많은 문제가 발생한 시점이다.

수분이 모자라면 콜레스테롤이 높아지고 혈액순환과 면역기능이 떨어져 각종 세균성 질병에 걸리게 되며 독소가 중화되지 못하여 두통, 피부병, 염증 등이 일어난다. 또한, 세포 안과 밖의 이온 농도가 조절되지 않아서 신진대사에 심각한 문제가 일어나기도 한다. 또한, 식이섬유를 충분히 섭취하여도 수분 부족으로 인해 변비가 악화될 수도 있다.

뇌에서 갈증을 호소하기 전에 콩팥은 인체에 수분이 필요하다는 신호를 보낸다. 하나는 소변의 양이 줄어드는 것이고, 또 하나는 소변 색깔이 노랗게 변하는 것이다. 건강한 상태라면 하루에 평균 6~8회 정도 소변을 봐야 하고 소변 색은 맑고 투명해야 한다. 만약 소변량과 색깔에 이상이 있으면 갈증을 느끼기 전에 반드시 충분한 양의 물을 마셔줘야 한다.

그렇다면 어떤 물을 골라 마셔야 할 것인가? 수돗물, 증류수(distilled), 샘물(spring water), sparkling water, 정수기 물, 암반수, 심해수, 빙하수, 육각수, 이온수 등 종류만도 수십 가지인데다 일반 음료나 과일, 채소 주스까지 합치면 그 종류를 다 헤아릴 수 없어 물을 선택하는 것도 만만치 않은 일이다.

수돗물에 함유된 염소가 발암물질로 변성되면 방광암과 직장암을 유발할 수 있다는 임상 보고가 있다. 또한 염소를 과다 섭취하면 몸 안에서 다른 미네랄의 균형을 깨뜨려 건강을 해칠 수 있다. 오래된 도시는 아직도 물을 공급하는 송수관이 구리나 납 성분을 함유하고 있어 이 또한 건강을 해칠 수 있다. 미 정부에서는 수돗물의 안정성을 주장하고 있으나 많은 임상자들은 그 기준이 인체에 해를 끼칠 수 있는 최소한의 값이기 때문에 동의하지 않고 있다.

증류수(distilled water)도 식수로 적당치 않다. 증류수는 물을 끓여서 생기는 수증기를 모아 만드는데, 이때 미네랄 성분이 다 빠져나간다. 우리가 이것을 식수로 마시면 체내의 미네랄을 흡수시켜 이온의 불균형을 초래해 미네랄 균형이 절대적으로 필요한 심장, 신장 기능의 저하로 인해 각종 질환을 일으킬 수 있다. 또한 증류수는 대기 중에 노출되면 이산화탄소와 결합하는 성질이 있는데, 이를 그대로 체내에 흡수하면 인체가 산성 체질이 되어 노화가 빨라질 수 있다.

현재 식수로 인기가 높은 제품은 플라스틱병에 담겨 판매되는 물(spring water, drinking water)이다. 원산지를 보면 자연 식수이지만 공정과정에서 플라스틱 합성물질이나 박테리아 감염 등이 발생할 수 있기 때문에 안정성 높은 회사의 제품을 구입하는 것이 좋다. 또한, 최근 연구발표에 따르면 병 물의 주 용기인 플라스틱에서 발암 성분인 비스페놀-A 물질이 다량 검출되는 것으로 나타나 주의를 기울여야 한다.

경우에 따라서는 식수로 판매되는 일부 제품들이 수돗물과 거의 차이가 없는 경우도 있다. 몇 년 전 코카콜라 회사에서 식수로 판매하던 'Dasani'라는 제품의 수질이 알려진 바와 다르게 일반 수돗물인 것으로 판명되어 유럽에서 수입 금지 처분을 내린 경우도 있었다.

보통 정수기 물은 역삼투압 방식을 통해 생산한다. 일부 유기물질을 제거하지는 못하지만 현재로서는 가장 안전한 식수로 알려져 있다.

식수를 구입하는 경우 되도록 적은 부피의 용기를 구입하는 것이 좋고, 플라스틱용기보다는 유리병을 선택하는 것이 좋다. 가끔 주차된 차 안을 들여다보면 물이 담겨 있는 플라스틱 물병을 쉽게 발견할 수 있다. 그러나 따가운 햇볕에 노출되면 용기 안의 발암 성분이 더 잘 녹아내릴 수 있어 식수로 안전치 않다.

야외 활동을 위해 물을 가져가야 하는 경우 'polyurethan(폴리우레탄)' 재질로 된 어두운색의 병을 구입하는 것이 좋다.

* 물, 어떻게 마실까?

물은 매일 식사시간을 제외한 때에 최소 10컵을 나누어 마시는 것이 좋다.

일부 학자들은 몸무게를 기준으로 50파운드당 1리터가 적당하다고 주장한다. 식사 후 30분 안에는 안 마시는 것이 좋은데, 이는 위액과 소화기능이 저하되기 때문이다.

인체는 생리학적으로 한 번에 많은 양의 물을 감당할 수 없으므로 적은 양의 물을 계속해서 마시는 것이 좋다. 요즈음은 평소에도 아주 차가운 얼음물을 마시는데 이는 위 벽을 자극할 뿐만 아니라 몸에 찬 기운을 넣기 때문에 건강을 해치게 된다. 심한 운동이나 노동으로 인체 내부가 과열된 경우가 아니라면 가능한 한 체온과 비슷한 정도의 물을 마시는 것이 좋다. 기호에 따라서 물에 레몬즙을 넣기도 하는데 몸이 산성인 경우 이온 조절을 하는 데 도움이 된다.

건강을 위해서는 커피, 알코올, 청량음료나 정제 설탕이 함유된 과일주스는 되도록 피하는 것이 좋다. 이들은 체내에서 수분을 더 배출시켜버린다. 특히 일반 청량음료는 앞에서 언급했던 증류수를 원재료로 사용하기 때문에 더욱 좋지 않다.

또한 보통 음식을 조리하거나 음식물을 씻는 경우에도 수돗물보다는 식수를 사용하는 것이 더 좋다.

(20) 전자파 노출을 최대한 줄인다.

이제는 전기 없는 생활이란 상상할 수 없는 시대다. 예전에는 지구상에 살아 있는 모든 생물체에 공통적으로 미치는 스트레스가 중력이었는데, 지금은 전기가 흐르는 모든 곳에 발생하는 전자파라는 새로운 요소가 등장하게 되었다. 물론 전자파가 건강에 얼마나 영향을 주는지에 대해서는 아직도 논란의 여지가 많지만, 대부분의 전문가나 일반인들은 가능한 한 피하는 것이 좋다는 데에 이견이 없다.

■ 표 8-4. 가전제품에서 방출되는 전자파

가전제품	자기장세기(단위:mG)
전기면도기	2.4
안마기	5.1
선풍기	13.9
김치냉장고	14.4
컴퓨터 모니터	20.6
오디오	23.6
탁상용 스탠드	28.2
에어컨	31.8
냉장고	36.7
전기장판	87.6
세탁기	116.9
텔레비전	219.4
헤어드라이어	275.8
진공청소기	309.1
전자레인지	443.1
러닝머신	948.7

전자파 중에서도 특히 극저주파(0~1kHz)와 저주파(1~500 kHz)는 전계와 자계가 발생되어 인체가 장시간 노출되면 체온변화와 생체 리듬이 깨져 질병으로 발전될 가능성이 큰 것으로 나타났으며, 체온변화와 생체 리듬이 깨지고 남성들은 정자 수가 줄어들었으며 여성들은 생리불순 및 기형아 출산의 원인이 될 수 있다는 연구결과가 발표되기도 했다.

환경연구원 홍승철 박사는 연구를 통해 자기장에 노출되면 멜라토닌 호르몬의 감소가 나타난다고 보고했다. 멜라토닌 감소는 발암의 빈도를 증가시키며, 세포막의 치명적인 손상, 칼슘이온 유출, 세포 신호와 생합성 경로 변화 등 각종 질병을 유발시킨다.

전자파에 노출이 많은 근로자들과 그 자녀들은 뇌종양에 걸릴 위험성이 높고, 고압선 근처에서 생활하는 아이들은 다른 아이들에 비해 백혈병에 걸릴 위험성이 높다고 한다. 또한 자살률이 높다는 연구결과도 있다.

세계보건기구의 협력기관인 ICNIRP의 연구결과에 의하면 하루 16mG 이상의 전자파에 노출되면 유산할 확률이 높아지고, 2 mG 이상이면 소아암이 유발될 확률이 높아진다고 한다. 전자파 노출로 인한 증상으로는 현기증, 혼란, 과잉행동, 기억력 감퇴, 불면증, 기분변화, 저림, 잦은 감염, 알레르기 등이 있다.

2005년 환경부와 한양대 연구팀은 16개의 가전제품에서 방출되는 전자파를 측정하였는데, 결과는 표 8-4와 같았다.

이 수치는 가전제품을 몸에 가깝게 붙여 사용하는 경우를 측정한 것이므로 몸에서 멀리 떨어뜨려 사용하면 자기장 수치가 급격히 떨어지는 것으로 나타났다. (가전제품에서 3 m 이상 떨어지게 되면 전자파 수치가 10 mG 이내로 감소한다.) 그러나 이 수치가 꼭 안전한 것만은 아니다. 일부 선진국에서는 3~4 mG 이내를 안전수치로 잡는 데 비해 한국 정부는 813 mG로 정하고 있어 선진국의 기준에 따르면 여전히 안전하지 못하다.

요즈음 많은 회사들이 전자파 차단 제품을 개발하여 판매하고 있지만, 그 효과는 매우 미미하다. 가장 효과적인 방법은 전자제품을 사용할 때 거리를 멀리 떨어뜨리고, 사용 시간을 최소화하는 것이다. 이 조사 결과에서 흥미로운 것 중 하나는 건강을 위해 사용하는 러닝머신이 전자파를 가장 많이 방출한다는 점이다. 진정 건강을 생각한다면 야외에서 좋은 공기를 마시며 운동하는 것이 더 낫다.

(21) 휴대전화를 멀리하라

전자파가 건강에 미치는 영향에 대해 생각할 때 빠지지 않는 부분이 바로 휴대전화다. 휴대전화에서 발생하는 전자파는 사용할 때의 주변 환경에 따라 매우 다양하게 발생되기 때문에 정확한 수치를 측정할 수가 없다(휴대전화의 형상, 휴대전화와 인체와의 상대적 위치, 머리나 얼굴 부위의 위치 등에 따라 전자파가 달라진다). 따라서 전자파 수치 대신 전자파가 인체에 얼마나 흡수되는지 비율로 SAR을 표시한다. 그러나 SAR 수치가 어느 정도여야 인체에 해가 없는지는 아직까지 알려져 있지 않다.

스웨덴의 암 전문의 렌나르트 하르델 박사는 1999년 5월 영국 BBC방송에 출연하여 휴대전화를 사용하는 사람은 일반인보다 뇌종양에 걸릴 위험이 2.5배 높다고 설명하였다. 독일 에센대학 의정보학연구소 연구팀은 휴대전화를 많이 사용한 사람들이 희소 암인 안구흑색종이 발생할 확률이 일반인에 비해 3.3배 높다는 임상 결과를 미국 전문의학지 《역학》 2001년 1월호에 발표했다.

그렇다면 이와 같은 휴대전화 전자파의 영향을 최소화하는 방법은 무엇일까?

① 휴대전화의 통화가 연결되는 순간 평상시보다 약 20배의 전자파가 발생하므로 연결되는 순간 몸에서 멀리한 다음 통화한다.

② 휴대전화에서 전자파가 강하게 발생하는 곳은 안테나 끝과 몸체와 안테나 연결 부분이다. 따라서 통화를 할 때는 반드시 안테나를 뽑아 노출 강도를 줄인다.

③ 휴대전화에 이어폰을 연결하여 사용하는 경우 휴대전화 전자파 노출을 많이 줄일 수 있다.

④ 휴대전화를 사용할 때 두통이나 귀의 통증을 느끼는 전자파에 민감한 사람이나 어린이, 임산부 등은 사용을 자제한다. 특히 임산부의 경우 휴대전화를 목에 걸

고 다니며 사용하면 태아에 영향을 줄 수 있다.

⑤ 금속성의 안경테, 귀걸이, 목걸이 등은 전자파를 높일 수 있으므로 주의한다.

⑥ 가급적 통화는 간단히 한다.

(22) 개인위생에 주의를 기울인다

얼마 전 한국소비자보호원이 서울 시내와 근교 공공시설물 120곳의 세균 오염 실태를 조사한 결과, 95%에 이르는 114개 샘플에서 일반 세균이 무더기로 검출되었다고 한다. 특히 대형 할인마트 등에서 사용하는 쇼핑 카트 손잡이가 일반 세균에 가장 많이 오염된 것으로 나타났으며, 지하철 손잡이나 PC방 마우스 등에서도 황색포도상구균이 검출되었다. 이 균은 상처가 난 피부를 통해 감염되면 각종 질병의 원인이 될 수 있다.

우리 주변에는 눈에 보이지 않는 세균들이 수억, 수십억 마리가 우글거린다. 한 마리의 세균이 10분에 한 번씩 분열할 경우 20분 후에는 4마리, 1시간 후에는 64마리, 4시간 후에는 1천600만 마리로 증가한다. 이들 대부분은 인체에 해를 끼치지 않지만, 평소에는 인간과 평화롭게 공존하던 세균들이 갑자기 인간을 공격해 병을 일으키기도 한다. 병을 일으키는 병원성 세균들은 심할 경우 패혈증을 일으켜 생명을 위협할 수도 있다.

사람의 한쪽 손에는 6만여 마리 정도의 세균이 있다. 피부에 붙어사는 대표적인 세균으로는 스타필로코쿠스, 스트렙토코쿠스 등이 있는데, 이들은 건강할 때는 문제가 되지 않지만, 손에 상처가 생기면 염증을 일으킨다. 이질균, 대장균, 살모넬라균, 장구균, 쉬겔라균, 각종 곰팡이도 손에서 발견되는 대표적인 세균들이다. 세균들은 주변의 물건들을 매개로 한 사람의 손에서 다른 사람의 손으로 옮는다. 이때 대표적인 매개체가 바로 많은 사람의 손이 닿는 화장실이나 시내버스, 전동차의 손잡이, 대형 할인마트의 쇼핑 카트 손잡이, 엘리베이터 버튼, 지폐 등이다.

사람의 침도 세균을 전파시킨다. 침 속의 세균들은 대화, 키스, 술잔 돌리기 등을 통해 옮겨진다. 침에는 혐기성 세균류(산소를 필요로 하지 않는 균)와 그람양성 세균류(연쇄상구균) 등 1억 마리가량의 세균이 살고 있다. 역시 평소에는 아무런 문제를 일으키지 않지만, 상처가 생기거나 면역력이 약해지면 인체를 공격해 병을 일으킨다.

평소 개인위생을 지키는 가장 효과적인 방법은 손 씻기다. 2003년 미국 미생물 학회에서 개인위생에 대한 연구조사가 실시되었다. 댈러스, 뉴욕, 시카고, 마이애미, 토론토 국제공항의 남녀승객 7,541명이 조사 대상이었는데 화장실에서 용변을 본 후 손을 씻는 활동에 대한 결과는 다음과 같았다(표 8-5).

■ 표 8-5. 용변을 본 후 손을 씻는 활동에 대한 결과

공항	남(%)	여(%)
토론토	95	97
시카고	38	85
뉴욕	37	78
댈러스	31	
샌프란시스코	30	59

위의 통계를 보면 평균 남자의 26%, 여자 17%가 용변을 보고 손을 씻지 않는 것을 알 수 있다. 그런데 재미있는 것은 다른 기관에서 전화를 걸어 조사한 결과 응답자의 95%가 손을 반드시 씻는다고 대답했다고 한다.

우리나라 사람들도 손 씻기가 습관화되어 있지 않다. 2005년 말 질병관

리본부가 조사한 결과에 따르면 국민 10명 중 4명이 역과 터미널, 공항 등의 공중화장실을 이용한 뒤 주변에 사람이 없으면 손을 씻지 않는다고 한다. 또 손 씻기가 질병 예방에 도움이 된다고 생각하고 있지만, 실천할 확률은 60%에 그치는 것으로 조사되었다.

손 씻기와 관련된 재미난 이야기가 있다.

어느 날 하버드 대학 졸업생과 예일 대학 졸업생이 나란히 소변을 보게 되었다. 소변을 본 후 예일 대학 졸업생이 손을 씻지 않고 그대로 나가려고 하자 손을 씻으려 하던 하버드 대학 졸업생이 한마디 했다.

"우리 하버드대학에서는 용변 후 손을 씻으라고 가르친다네."

그러자 예일 대학 졸업생이 싱긋 웃으며 다음과 같이 대꾸했다.

"우리 예일 대학에서는 오줌을 손에 묻히지 않고 소변보는 법을 가르쳐주지!"

손 씻기가 개인위생을 지키는데 상당히 중요한 이유는 다음과 같다. 일반적으로 세균이 잘 침투하는 부위는 눈, 코, 입, 귀다. 물론 세균이 호흡이나 위의 네 부위에 직접적으로 닿아서 감염을 일으키기도 하지만 대부분의 경우 손에 묻어 있는 병균이 네 부위로 옮겨가 감염이 된다.

호주의 시튼 박사(Kenneth Seaton, Ph.D.)가 다음과 같은 임상실험을 통해 직접적인 피부접촉이 감염을 일으키는 사례를 보여주었다.

첫 번째 실험은 10명의 건강한 성인들과 바이러스에 감염된 10명의 환자를 같은 장소에서 8시간 동안 생활하게 하였다. 이때 한 가지 조건은 서로 피부 접촉을 하지 않는 것이었다. 8시간의 실험시간이 다 경과하고 10명의 건강한 성인들을 검사한 결과 단지 2명만이 바이러스에 감염된 것으로 나타났다.

두 번째 실험은 첫 번째 실험과 같았는데, 이번에는 피부 접촉을 허락하였다. 그 결과 건강한 성인 10명 모두가 바이러스에 감염된 것으로 나타났다.

이처럼 피부 접촉은 감염을 일으키는 데에 중요한 역할을 한다. 그중에서도 손의 접촉에 의한 감염이 가장 심하다. 주위 사람들을 자세히 관찰해보면 얼마나 자주 손으로 눈, 코, 입, 귓가를 만지는지 쉽게 알 수 있다. 특히 아이들의 경우 먼지가 많이 쌓여 있는 곳만 골라서 만지고 그 손으로 쉴 새 없이 얼굴을 만지는 것을 볼 수 있다.

손에 있는 세균의 95%는 손톱 밑에서 서식하며 접촉을 통해 다른 부위로 옮겨간다. 수술하기 전에 의사들이 손톱 주변을 깨끗이 닦는 이유도 바로 이 때문이다.

대부분의 감염 질환은 손을 통해서 걸리므로 손 씻기만 잘해도 감염성 질환의 70%는 막을 수 있다. 하루에 최소 8번, 흐르는 더운물에 약 15초 이상 손을 씻는 것이 좋다. 손에 있는 세균은 물로만 씻을 경우 40%, 비누로 씻을 경우 20%정도 줄어든다.

반드시 손을 씻어야 하는 경우를 알아보자.

① 화장실에서 용변을 본 후

② 콘택트렌즈 착용 전후

③ 음식조리 전후

④ 식전

⑤ 재채기, 기침, 코를 푼 후

⑥ 애완동물 목욕 후

⑦ 돈을 만진 후

⑧ 기저귀 간 후

⑨ 쓰레기 치운 후

⑩ 다수의 사람과 악수를 한 후

⑪ 대형 할인점이나 쇼핑센터에 다녀온 후(특히 쇼핑 카트나 장바구니를 사용한 후)

⑫ 공공장소에 다녀온 후

⑬ 성행위를 한 후

(23) 음식물 처리에 주의한다

음식물의 각종 세균이나 기생충 제거를 위해서는 하젤 파셀 박사의 방법을 소개하려고 한다. 물 1갤런에 락스 반 스푼을 넣어 섞은 물에 먹는 모든 음식 재료를 15~30분간 담갔다가 꺼내어 조리한다. 락스를 사용하지 않는 경우에는 생선은 섭씨 -18도에서 48시간 이상, 고기는 섭씨 -20도에서 24시간 이상 냉동한다. 오븐으로 조리하는 경우 최소 화씨 325도로 하고 내부 온도는 최소 화씨 170도를 유지한다. 전자레인지로 고기나 생선을 익힐 때는 모든 부위가 고르게 익도록 주의를 기울인다.

(24) 샐러드바에 주의한다.

샐러드바를 이용할 경우 채소, 과일이 신선한지 확인한다. 또한, 손님이 많은 식당은 샐러드를 일일이 씻지 않거나 대충 씻기 때문에 주의를 기울여야 한다.

(25) 지나친 스트레스를 피한다.

현대 사회를 사는 모든 사람의 공통점 중 하나는 정도의 차이가 있을 뿐 모두 스트레스에 시달린다는 것이다.

일반적으로 '스트레스' 하면 정신적인 면만 떠올리지만, 그 이외에 육체적, 화학적 스트레스도 있다. 육체적 스트레스는 심한 운동이나 노동, 크고 작은 부상, 잘못된 직업 및 생활 자세 등이고, 화학적 스트레스는 영양 과다 섭취 또는 부족, 몸 안에서 일어나는 각종 호르몬의 불균형, 잦은 설사로 인한 탈수 현상 등을 말한다. 특히 환절기성 알레르기를 자주 앓거나 날씨 변화에 민감한 사람들은 화학적 스트레스를 많이 받는 경우다.

우리 몸에는 스트레스와 관련된 호르몬을 만들어 내는 부신(adrenal gland)이라는 기관이 신장 위쪽에 있다. 부신이 만들어 내는 호르몬 중에서 스트레스 호르몬이라 불리는 코디졸이 있는데, 염증을 억제하고 체지방의 연소를 증가시키며 몸 안에 있는 단백질이 잘 쓰일 수 있도록 돕는 기능을 한다. 그런데 과다한 스트레스로 코디졸이 계속 분비되면 백혈구 형성을 저하시키고 흉선의 크기를 축소시키게 된다. 또한, 위궤양을 일으키기도 한다.

우리 몸에 스트레스가 생기면 일반적으로 세 가지 단계를 거친다.

첫 번째 단계(alarm reaction)는 스트레스에 대처할 수 있는 호르몬을 생성해내는 단계다. 인체에 미미한 증상들이 일어나며, 스트레스가 지나치지 않은 경우 호르몬이 승리하여 인체는 정상적인 상태가 된다.

임상적으로 많은 환자가 속한 두 번째 단계(resistance stage)는 생성된 호르몬의 기능을 초과한 스트레스가 계속되는 경우로 부신 기관 자체가 더 많은 양의 호르몬을 생산해내기 위해 비대해지는 과정이다. 물론 환자는 과다한 호르몬분비는 염증을 일으키고 신경이 날카로워지며 소화 불량, 불면증, 만성피로, 체지방 축적 등의 심한 증상이 나타난다.

마지막 단계(exhausted stage)는 스트레스가 지나쳐 인체가 감당해내기 어려운 단계로 호르몬도 더 이상 자신의 역할을 해낼 수 없고 스트레스와의 전쟁에서 패배한 상태를 말한다. 환자들은 극도로 피곤해하거나 정신적, 육체적으로 심한 증상들을 겪는다.

참고로 타액을 이용한 부신기능 스트레스 검사를 하면 현재 몸에서 코디졸과 또 다른 호르몬인 DHEA가 얼마나 분비되는지 알아볼 수 있다. 그리고 그 결과에 따라 치료를 받기도 한다. 건강한 상태라면 콜레스테롤을 원료로 해서 코디졸과 DHEA가 적당한 비율을 유지하며 분비되어야 하는데 극심한 스트레스에 장기간 시달리면 코디졸 분비에만 치우치게 되고 상대적으로 DHEA 생성은 줄어들게 된다. 그렇게 되면 DHEA가 여러 단계에 걸쳐 생성해야 하는 남성호르몬인 테스토스테론과 여성호르몬인 에스트로겐 분비가 되지 않아 많은 문제를 발생시킨다.

*** 스트레스 관련 증상**

앞서 언급했지만, 스트레스 호르몬인 코디졸은 부신기관에서 만드는 여러 호르몬 중 하나다. 만약 인체가 감당할 수 없는 스트레스를 받게 되면 부신기관의 기능이 약해지므로 호르몬의 생성도 저하된다. 이와 관련된 여러 가지 증상 중 대표적인 10가지는 다음과 같다. 만성피로(특히 오후 시간), 앉았다 일어날 때 느껴지는 어지러움, 빛에 시각이 예민해짐, 천식이나 잦은 알레르기, 근육통, 저혈당 증세, 신경쇠약, 불면증, 성적 욕구의 저하, 환절기 증상 등이다. 신체검사에서 나타나는 징후로는 앉았다 일어설 때 혈압이 떨어지거나 동공이 과하게 확장되고 12번째 갈비뼈 부근에 통증이 있고 무릎과 관련이 있는 근육들이 약해지는 것 등이 있다.

* 스트레스 다스리기

① 정제설탕이 많이 함유된 음식이나 고탄수화물 음식(빵, 파스타, 시리얼, 국수, 흰쌀, 각종 디저트, 사탕, 청량음료, 과일 주스), 카페인 섭취를 피한다.

② 몸에 좋은 지방(올리브유, 생선 기름, 견과류)을 섭취한다.

③ 하루에 20~30분씩 햇볕을 쬐며 편안하게 걷는다.

④ 근육치료, 마사지, 사우나 등을 통해 육체적 긴장을 푼다.

⑤ 조용하고 편안한 음악을 듣는다.

⑥ 충분한 휴식을 취한다.

⑦ 생수를 하루에 10잔 이상 마신다.

⑧ 자연음식(신선한 채소, 과일, 정제하지 않은 곡류 등)을 자주 섭취한다.

⑨ 명상, 묵상, 기도 등의 정신적 수양을 한다.

⑩ 평소에 자주 웃을 수 있는 활동(코미디물 시청, 단체운동 등)을 한다.

⑪ 부신기능에 도움이 되는 약초로는 애시외간다(ashwaganda), 세인트존스풀(St. John's wort), 길초(valerian), 골무꽃(skullcap), 홉(hops), 귀리(oats), 감초(licorice), 사르사파릴라(sarsaparilla)

⑫ 검사결과 부신기능저하증(hypoadrenalmia)이면 소에서 추출된 부신영양제를 복용하면 도움이 된다.

⑬ 비타민 C, B를 섭취한다.

⑭ 최근 DHEA를 복용하는 사람들이 많은데, 검사결과 지금 자신의 상태가 스트레스 1단계에(이미 코디졸과 DHEA의 과분비) 속해 있는 경우 복용하게 되면 부작용이 생길 수 있기 때문에 주의해야 한다.

(26) 갑상샘 기능을 점검한다

평소에 감염 질환에 잘 걸리는 경우 반드시 갑상샘 기능 문제가 있는지 확인해야 한다. 갑상샘은 우리 몸의 각 세포 하나하나의 신진대사율을 조절하는 매우 중요한 기관으로 이 기능에 문제가 생기면 인체 전반 모든 기관에 문제를 일으키게 된다. 다른 호르몬의 이상에서처럼 호르몬분비가 너무 적거나 너무 많은 것이 문제다.

갑상샘 문제는 크게 세 가지로 나뉜다. 첫 번째는 갑상샘 자체 내에서 호르몬을 생산하지 못하는 경우로 검사결과를 보면 갑상샘에 호르몬 생산을 지시하는 뇌하수체 호르몬의 양은 높아져 있는데, 갑상샘 호르몬의 양은 떨어져 있는 경우다.

두 번째 경우는 뇌하수체 호르몬과 갑상샘 호르몬의 양이 모두 떨어져 있는 경우로 이런 때는 뇌하수체 기능에 문제가 있음을 말한다.

참고로 다음은 혈액검사를 통한 갑상샘 기능의 정상 범위다.

* T4: 4.8-13.2

* FREE T4: 0.9-2ng/이

* T3: 80-220ng/dl

* TSH: 0.35-5.50

세 번째 경우는 뇌하수체와 갑상샘 호르몬의 양은 모두 정상인데 환자들은 이상 증세를 나타내는 경우로 이는 세포 내에서 활동성이 없는 T4라는 갑상샘 호르몬이 활동성이 있는 T3로 전환되지 못함을 의미한다. 주원인은 셀레니움의 결핍이다. 이런 현상을 가리켜 'subclinical hypothyroidism 즉, 준임상적인 갑상샘 기능저하증이라고 한다.

통계적으로 전 인구의 25% 정도가 세 번째 경우에 해당되는 갑상샘 문제가 있는 것으로 알려져 있고 대부분의 환자가 여기에 속한다.

*** 혹시 나도 갑상샘질환자?**

일단 다음과 같은 이상 증세가 있는지 살펴본다.

왠지 우울하다. 기억력이 없다. 눈 주위가 잘 붓는다. 눈썹 가장자리가 얇아진다. 잘 먹지 않는데도 살이 좀처럼 빠지지 않는다. 피부가 건조하다. 두통이 있다. 항상 기운이 없는데 특히 아침에 그렇다. 생리에 문제가 있다. 손발이 차다. 감염 증세가 자주 있다. 콜레스테롤이 높다. 이유 없이 잘 운다. 변비가 있다.

만약 위의 증세가 있다면 자신의 기초체온을 측정해보는 자가 진단법을 통해 좀 더 확인해보자. 방법은 다음과 같다.

① 자기 전 체온계를 머리맡에 둔다.

② 아침에 눈을 뜨면 침대에 그대로 누운 채 체온계를 겨드랑이 밑에 넣고 10분 정도 누워 있도록 한다.

③ 일어나서 체온을 측정한다.

④ 3일 동안 같은 시간에 체온을 측정하여 평균치를 낸다.

⑤ 주기적인 생리를 하는 여성의 경우 생리 시작 2, 3, 4일에 체온을 측정한다.

갑상샘 기능이 정상적인 경우에는 체온이 약 36.4도에서 36.7도(화씨 97.6도에서 98.2도) 사이에 속해야 한다. 만약 환자 자신이 이상 증세가 있다고 느끼고 기초 체온도 정상보다 떨어져 있는 경우, 혈액검사를 통해 정확한 진단을 하는 것이 좋다. 임상적으로는 검사결과 병리학적으로 큰 이상은 없지만 기능적으로 저하된 경우가 많다.

* 무엇이 문제인가?

전통적으로 갑상샘 문제는 요오드 결핍이 원인이라고 알려져 있다. 그러나 대부분의 선진 국가에서는 일반 소금에 요오드를 첨가하고 있기 때문에 요오드 결핍 현상은 거의 없는 상태다. 주요 원인은 섭취한 요오드가 몸에서 충분히 사용될 수 없도록 작용하는 갑상샘종 물질(goitrogen)이 함유된 음식물을 과다 섭취했을 경우다. 대표적인 음식으로는 양배추, 브로콜리, 겨자, 대두, 땅콩 등을 날로 먹는 경우다.

기능의학에서는 여성호르몬으로 불리는 에스트로겐이 과다한 경우 갑상샘의 기능을 저하시키는 것으로 알려져 있는데 이런 경우 여성호르몬 검사를 통해 갑상샘 치료에 참고하기도 한다.

* 갑상샘 문제 해결

먼저 요오드의 활동을 억제하는 음식물(양배추, 겨자, 대두, 땅콩)을 날로 과다 섭취하지 않는다. 갑상샘 호르몬의 재료로 사용되는 물질로 요오드 외에 중요한 것이 타이로신이라는 아미노산인데 일반 단백질 식품에서 얻을 수 있다.

또 갑상샘 호르몬의 생성을 촉진하는 비타민 B2, B3, B6, C 등과 T4가 활동성이 높은 T3로 전환되는 데 작용하는 아연(25mg), 구리(5mg), 셀레니움(200 micro-g) 등을 섭취한다. 때에 따라서는 소에서 추출한 갑상샘으로 생성한 영양제를 권하기도 한다. 요오드가 포함된 음식으로는 해조류, 해산물 등이 있고 셀레니움은 브라질산 콩에 많다.

영양 섭취과 더불어 자신에게 맞는 운동을 통해 몸 전체의 신진대사율을 높여 갑상샘 기능을 높인다. 하지만 과다한 운동은 오히려 역효과를 내기 때문에 주의하도록 한다. 만약 영양 섭취와 운동을 통해 문제가 해결되지 않거나, 혈액검사결과 자가면역 기능의 이상질환, 하시모토 병(Hashimoto's disease)으로 나타난 경우 담당 전문의를 통해 치료를 받도록 한다.

(27) 지나친 운동을 피한다

정기적으로 하는 운동은 건강을 유지하는 데 필수 조건이다. 그러나 꼭 러닝머신에서 30분씩 뛰고, 자전거를 타고, 아령을 드는 것만이 운동은 아니다. 거액을 들여 피트니스 회원권만 구입해놓거나 건강에 좋다는 각종 기구를 집에 구입해놓고 빨래 건조대로 사용하느니 숨쉬기 운동만 복식호흡으로 잘하는 것이 더 나을 수도 있다.

운동이 좋다는 것은 몸의 여러 근육을 다양하게 사용할 수 있는 육체 활동의 하나이기 때문이다. 그러므로 꼭 운동하지 않아도 다양한 육체 활동을 하면 건강에 좋다.

농경문화가 시작되기 전 수렵을 하던 시대 사람들의 육체 활동을 연구하여 현대인에게 맞는 운동프로그램(paleo exercise)을 주장하는 마크 스미스 박사(Mark Smith, Ph.D)에 의하면 그 옛날 생존을 위해 했던 기본적인 활동들, 예를 들면 높이뛰기, 멀리뛰기, 던지기, 잡아당기기, 끌어올리기, 밀기 등을 적당한 강도로 하는 것이 가장 적합한 운동이라고 한다.

운동이나 이런 육체 활동은 백혈구를 증가시키고 혈액순환을 원활하게 하여 면역기능을 높이는 효과가 있다. 하지만 지나친 운동이나 육체 활동은 오히려 면역기능을 저하한다는 점을 잊지 말도록 하자.

* 지나친 유산소 운동, 무산소 운동은 No!

대표적인 유산소 운동인 마라톤에 대한 연구가 있다. 2,300명의 마라톤 선수들을 대상으로 한 연구에서 경기 전 과도한 연습은 경기 중 상기관지 감염에 걸리는 경우를 높였다. 일주일에 97㎞ 이상을 달리는 사람들은 32㎞를 달리는 사람들에 비해 상기관지 감염에 걸릴 확률이 2배나 높게 나왔다. 또 마라톤 코스를 완주한 사람들은 그렇지 못한 사람들에 비해 감염률이 6배 이상 높았다. 지나친 유산소 운동을 하게 되면 코디졸이라는 스트레스 호르몬이 부신피질에서 분비되어 근육 속의 당을 에너지원으로 사용하고, 섭취되는 당은 지방으로 축적하는 상황이 발생한다.

반대로 지나친 무산소 운동도 건강을 해치는 요인이다. 많은 현대인들은 흔히 '몸짱'으로 불리는 근육질의 몸매를 건강과 동일시하게 되었고, 과도한 무산소 운동으로 인해 면역기능을 저하시키게 되었다.

지나친 무산소 운동의 결과는 다음과 같다.

① 무산소 운동은 몸의 유산소 기능을 담당하는 근육조직을 무산소 기능 조직근육으로 변환시킨다. 그 결과 유산소 기능 근육조직의 양이 줄어들게 되고 자연히 유산소 기능이 저하된다.

② 무산소 운동은 대사 과정에서 젖산을 만드는데, 이는 유산소 기능 근육조직의 대사과정에서 필요한 효소의 기능을 방해한다. 젖산은 무산소 운동이 적은 평상시에도 조금씩 생성되지만 어느 정도의 양은 다시 에너지원으로 환원되어 문제가 되지 않는다.

③ 무산소 운동의 주원료는 포도당이다. 그런데 그 양이 극히 한정되어 있어 일단 모두 사용하고 나면 근육세포를 에너지원으로 이용하는 메커니즘으로 바뀌어 몸에 꼭 필요한 근육량이 줄어들게 된다.

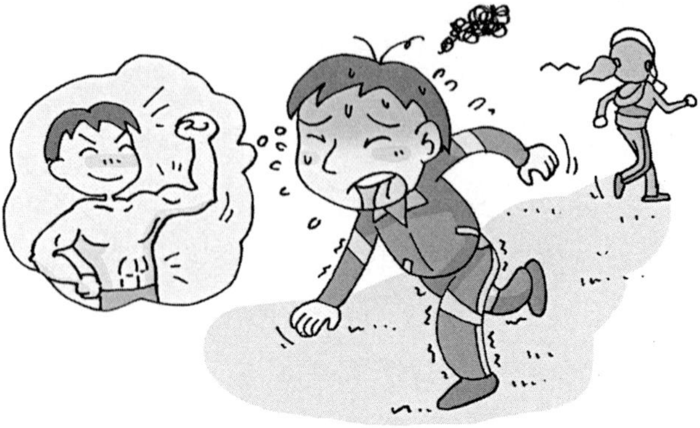

운동인지 노동인지

④ 무산소 운동은 특히 인체의 자율신경의 하나인 교감신경과 매우 밀접한 관계가 있다. 교감신경은 신체가 스트레스에 처했을 때 작용하는 신경조직으로 지나친 무산소 운동은 교감신경을 자극해서 몸의 균형을 깨뜨린다. 예를 들어, 교감신경이 자극되면 코디졸이라는 호르몬이 분비되는데 이는 몸의 면역기능을 저하시킴으로 감염성 질환에 걸리기 쉽게 만든다.

⑤ 지나친 유산소나 무산소 운동은 많은 활성산소를 만들어 결국 면역기능을 저하시킨다.

(28) 가능한 채소, 과일을 많이 섭취한다.

인류역사의 시작부터 식물들이 함유한 여러 가지 성분이 인간생활에 유용하게 쓰인 경우는 매우 다양하다. 아름다운 꽃의 현란한 색상을 이루는 물질로부터 미술 재료나 염료를 추출해내고 식물이 가지는 독특한 맛으로부터 구미를 당길 수 있는 식품 첨가제, 조미료를 얻을 수 있고, 향기를 뿜어내는 식물로부터 방향제나 향수의 원료를 추출해내기도 한다. (물론 독성을 지닌 식물로부터 추출한 물질은 생명에 치명적인 해를 입힐 수도 있다.)

이렇게 유용한 식물의 요소 중 하나가 바로 인간의 질병 치료에 중요한 역할을 하는 '파이토케미칼phytochemical'이다. 파이토케미칼이란 그리스어로 식물을 의미하는 'phyto'와 '화학물질'이란 말과 합성한 단어다. 굳이 국문으로 번역하자면 '식물성 화학물질' 정도가 되겠다.

파이토케미칼은 우리가 일반적으로 알고 있는 비타민, 미네랄과는 차이가 있다. 식물도 생존하기 위해 자체 내에서 에너지를 만들어야 하는데 파이토케미칼은 열량을 낼 수 있는 영양분이 아니다.

그런데 왜 식물에는 이런 물질들이 있을까?

이는 바로 식물들이 여러 가지 스트레스로부터 생존하기 위해 무장했기 때문이다. 강렬한 햇빛, 끊임없는 곤충, 곰팡이, 바이러스의 공격, 공해로 인한 대기오염 등으로부터 자신을 보호하는 방법인 것이다. 그래서 이런 파이토케미칼을 섭취하는 사람이나 동물에게도 똑같은 효과를 갖게 된다. 예를 들면 항균, 항암, 항산화 작용, 혈중 콜레스테롤의 저하, 면역시스템의 증가, 노화 방지, 염증을 줄이는 효과 등 말이다.

* 다다익선(The more, the better!)

평소에 신선한 과일, 채소를 많이 먹어야 한다는 것은 누구나 다 아는 상식적인 얘기다. 이는 바로 식생활에서 효소, 비타민, 미네랄뿐만 아니라 여러 가지 치료 효과가 있는 파이토케미칼 성분을 섭취할 수 있기 때문이다.

인류역사 이래 질병 치료에 식물이 사용된 기록은 쉽게 찾아볼 수 있다. 특히 중국, 인도 등지의 아시아권에서는 그 역사가 매우 오래되었다.

'의학의 아버지'라고 불리는 히포크라테스의 저서에도 마늘이 가지고 있는 항균작용을 연구했다는 기록이 있다. 현재 의사들의 처방전을 통해서 구입할 수 있는 약의 25%도 파이토케미칼로부터 추출한 성분에서 유래하였다.

19세기 중반부터 많은 사람이 파이토케미칼 성분이 어떻게 질병을 치료할 수 있는지 연구하기 시작했다. 지금도 세계 곳곳에서 수많은 유기화학자들과 식물학자(ethnobonanist)들이 활발하게 연구를 진행 중이다. 그러나 아직도 25만 종류 이상의 식물 중에서 단지 1%의 파이토케미칼만이 알려져 있는 상황이다.

현재까지 알려진 파이토케미칼을 함유하는 식물들을 비슷한 종류별로 나누어보면 10가지 정도가 된다. 적, 황, 노란색을 띠는 과일, 채소류, 잎이 넓은 녹색 채소류, 버섯류, 해초류, 마늘류, 곡물류, 콩류, 견과류 등이 그것이다.

현재까지 알려진 대표적인 파이토케미칼 성분은 다음과 같다.

① 카로티노이드(carotenoids): 적색, 녹색, 노란색을 띠는 과일이나 채소에 많이 함유되어 있으며 대표적으로 고구마, 당근, 토마토, 메론, 양배추 등이 있다. 비타민 A의 전구체인 베타 케로틴도 여기에 속한다. 항산화, 혈관조직 내에 플라그가 침착되는 것을 방지하고 세포가 정상적으로 분화되는 것을 도와준다.

② 플라보노이드(flavonoids): rutin, hesperidin, quercetin 등이 여기에 속하다. 대부분의 과일과 채소에 함유돼 있는데 특히 감귤류, 사과, 포도, 차 등에 다량 함유돼 있다. 발암물질(carcinogen)의 기능을 억제하고 교원질(collagen)을 유지해주며 당뇨나 염증으로부터 눈과 신경조직을 보호해주고 알레르기, 천식, 관절염 증상을 호전시킨다.

③ 애라산(Ellagic acid): 딸기, 포도, 라즈베리, 사과에 함유돼 있다. 흡연, 가공식품, 지나치게 조리된 음식으로부터 발생하는 발암물질을 중화시키는 작용이 있다.

④ 피놀산(phenolic acids): 귤, 정제되지 않은 곡물(whole grain), 베리, 토마토, 고추, 파슬리, 당근, 녹색 채소, 호박 등에 함유돼 있다. 소염 작용 및 혈액이 응고되는 것을 방지하고 항산화 작용이 있다. 또한, 암세포가 비정상적으로 분화되는 것을 방지한다.

⑤ 인돌(indoles), 아이소디오사이네트(isothiocynates): 잎사귀가 십자가 모양을 닮아서 Cruciferous(겨자과)라고 불리는 브로콜리, 양배추, 케일 등에 많이 함유돼 있다. 암을 유발하는 인자가 정상 세포를 공격하는 것을 막고 인체 내에서 중요한 기능을 수행하는 효소를 도와준다.

⑥ 리그난(lignans): 아마 씨, 베리, 정제되지 않은 곡물류에 함유돼 있다. 항산화, 소염 작용이 있고 정상 세포가 암세포로 변화되는 것을 억제하는 데 특히 대장암이나 심장질환을 예방하는 효과가 있다.

⑦ 사포닌(saponins): 마늘, 양파, 대두(soybean), 콩과 식물에 함유돼 있다. 과다한 동물성 지방 섭취로부터 발생되는 암세포 유전자에 관여하는 인자(promoters)를 억제하고 혈관조직에서 순환하는 지방을 낮춰준다.

⑧ 프로티즈 억제물질(protease inhibitors): 거의 모든 식물에서 찾아볼 수 있는데 특히 대두(soybean)에 다량 함유돼 있다. 소염, 항균작용이 있고 악성종양의 성장을 지연시킨다.

⑨ 텔핀(terpens): 귤, 레몬, 자몽에 함유돼 있다. 위궤양, 충치 예방 효과가 있고 발암물질의 활동을 방해하며 효소의 기능을 보호해준다.

⑩ 캡사이신(capsaicin): 고추, 후추에 함유돼 있다. 발암물질의 활동을 억제하고 통증을 줄여주며 소염작용이 있다. 이 성분을 이용한 연고 타입도 시중에서 구입할 수 있다.

⑪ 큐마린(coumarins): 대두, 김귤류, 녹색 채소, 오이, 호박, 메론, 파슬리, 녹차 등에 함유돼 있다. 혈전을 희석하는 기능이 있다.

⑫ 아이소플라본(isoflavones): 두부, 두유, 대두 등에 함유돼 있다. 항산화 작용이 있고 에스트론젠이 세포 내로 들어가는 것을 방지함으로써 유방암이나 난소암의 위험을 줄인다.

⑬ 올게노설퍼(organosulfurs): 마늘, 양파, 부추, 골파 등에 함유돼 있다. 콜레스테롤을 낮추고 면역계를 강화시키며 감염성 질환을 예방하고 니트로사민 형성을 막아주며 발암효소의 기능을 억제한다.

⑭ 파이토스테롤(phytosterols): 정제되지 않은 곡류, 대두에 함유돼 있고 암을 유발할 수 있는 에스트론 기능을 억제한다.

우리가 반드시 기억할 것은 이러한 파이토케미칼이 어떤 특정 질병을 당장 치유하지는 않는다는 점이다. 즉 암 환자가 마늘을 다량 복용한다고 해서 암이 즉각적으로 완전히 치유되지는 않는다는 것이다. 파이토케미칼 섭취도 면역기능을 건강하게 유지하는 전인적 치료(wholistic treatment)의 한 부분이라는 것을 잊지 말아야 한다.

현재 시중에서 구입할 수 있는 영양보조식품이나 영양제들 상당수가 파이토케미칼을 함유하고 있다. 그러나 아직까지는 이런 제품의 성분 함량, 제조방법 등에 기준이 없어 효능이 없거나 미미한 경우가 많아 구입 시 주의를 기울여야 한다. 가능한 한 다양한 채소, 과일, 곡물 등을 간단하게 조리하거나 날것으로 먹는 것이 더 좋다. 공정과정에서는 손실되는 성분들이 발생하게 되지만 자연식품 자체를 직접 먹을 경우 아직도 알려지지 않은 수많은 파이토케미칼들을 섭취할 수 있기 때문이다. 물론 유기농산물으로 섭취하는 것이 더 좋다.

(29) 나쁜 지방 섭취를 피한다

최근 미국의 뉴욕 보건당국은 시내 모든 음식물에서 전이 지방산을 금지하는 법안을 통과시켰다. 또 캘리포니아 주의 경우 2007년 1월부터 모든 주립 초, 중, 고등학교 내에서 감자튀김 판매를 금지시키는 법안을 통과시켰다. 지금까지 여러 식품업체와 패스트푸드 회사들은 전이 지방이 건강상에 문제가 없다고 주장했지만, 의식 있는 소비자들의 끈질긴 노력으로 좋은 결실을 본 의미 있는 전례가 되었다.

의학사전은 독극물을 '먹든지 흡입하든지 하여 체내로 흡수되거나, 바르든지 주사하든지 하여 체내에 퍼졌을 때 비교적 소량이지만 화학작용에 의하여 조직손상이나 기능장애를 일으킬 수 있는 물질'로 정의한다.

우리가 흔히 섭취하는 마가린, 칩, 과자, 쿠키, 사탕, 팝콘, 스낵, 시리얼, 디저트, 냉동식품, 튀김류 등의 음식과 압착 과정이 아닌 화학반응 과정으로 생산한 일반 식용유에도 경화지방이 반드시 첨가되어 있는데 영어로 'hydrogenated oil or partially hydrogenated oil'라고 표기한다.

이 지방은 자연 상태에서 존재하는 지방과 구조적으로 큰 차이가 있다. 화학적으로 자연 상태의 기름은 'cis' 형태이고 경화지방은 'trans' 형태로 존재한다. 자연 상태의 지방이 경화지방으로 바뀌는 것은 식품의 보존 기간을 늘리고 제품의 바삭바삭한 맛을 내기 위해 고온에서 수소와 결합하게 인공적으로 가공되기 때문이다.

중요한 것은 화학적 차이를 아는 것이 아니라 우리가 음식을 섭취할 때 경화지방이 포함된 음식은 반드시 피해야 한다는 것이다. 경화지방이 포함된 음식이 체내에서 일으키는 활동이 바로 독극물의 정의와 맞아 떨어지기 때문이다. 특히 미래를 이끌어갈 우리 자녀들이 경화지방 음식 소비의 대부분을 차지한다는 것은 심각한 일이다.

경화지방은 인체의 기본 단위인 세포를 이루는 세포막의 기능을 저하시키고, 인체 내에 흡수된 지방을 소화, 흡수하여 사용하는 자연스러운 대사기능을 방해한다. 특히 대사기능에 필요한 효소활동을 방해한다. 자연 상태의 지방이 반 정도 대사되는 데 약 18일 정도가 소요되는 반면 경화지방은 약 51일이나 걸린다. 즉 오늘 아침에 먹은 시리얼에 포함된 경화지방은 거의 한 달 반 동안 내 몸에 남아 정상적인 몸의 기능을 방해한다는 것이다.

또 음식을 통해 섭취되는 지방은 '프로스타글란딘(PGs)'이란 호르몬에서 나쁜 PGs를 도와주고 좋은 PGs의 기능을 방해한다.

나쁜 PGs의 활동과 관련된 질환은 다음과 같다.

두통, 관절염, 요통, 천식, 피부질환, 생리통, 심장질환, 고혈압, 당뇨, 중풍, 각종 염증질환, 자가면역 질환 등 현대인들이 앓고 있는 거의 대부분의 질환이다.

필자는 환자의 염증 여부를 검사하는 방법으로 앞서 언급한 근력검사를 이용한다. 일단 약한 근육을 찾고 나서 환자의 혀에 흔히 사용되는 소염제와 진통제를 섞은 분말가루를 맛보게 한다. 그 후 다시 근육의 강도를 측정한다. 만약 약했던 근육이 강해지면 일단 환자의 몸에 염증이 있는 것을 의심하고 염증을 억제하는 자연 상태의 지방인 오메가3이나 오메가6 지방산을 맛보게 한다. 그리고 어느 성분이 약해진 근육을 강하게 하는지 찾아내어 환자에게 처방한다.

또한, 영양학적으로 반드시 경화지방이 포함된 음식은 피하도록 권유하는데 대부분의 탄수화물 음식이 경화지방을 포함하고 있어 탄수화물 음식의 섭취도 제한할 것을 권한다.

나쁜 지방산 섭취를 피하는 방법을 소개한다.

① 식용유를 구입할 때 반드시 압착유를 선택한다. 올리브유나 포도씨유가 좋다고 알려져 있지만 압착유가 아니면 일반 식용유와 다를 바 없다.

② 처음 사용 후 기름이 산화되는 것을 막기 위해 반드시 냉장고에 보관한다.

③ 기름이 공기 중에 노출될 때마다 산화가 일어나기 때문에 가능한 적은 용량을 구입한다.

④ 필수 지방산 섭취를 위해 영양제를 구입하는 경우 기름이 대사되는 과정에서 발생할 수 있는 프리라디칼(free radical)을 억제하는 항산화제 역할을 하는 비타민E가 같이 포함된 것을 구입한다.

⑤ 전이지방이나 경화지방을 포함한 음식 섭취를 피한다. 대부분 가공 음식, 과자, 빵, 튀긴 음식, 아이스크림 등에 들어 있다. 미국은 모든 가공식품에 함유된 전이지방 함유량을 의무적으로 표기하게 되어 있다. 최근에는 뉴욕 주를 시작으로 다른 몇몇 주에서도 공공식당에서 전이지방산 사용금지를 시행하고 있다. 한국은 2007년 12월부터 시행될 예정이므로 구입 시 확인하면 된다.

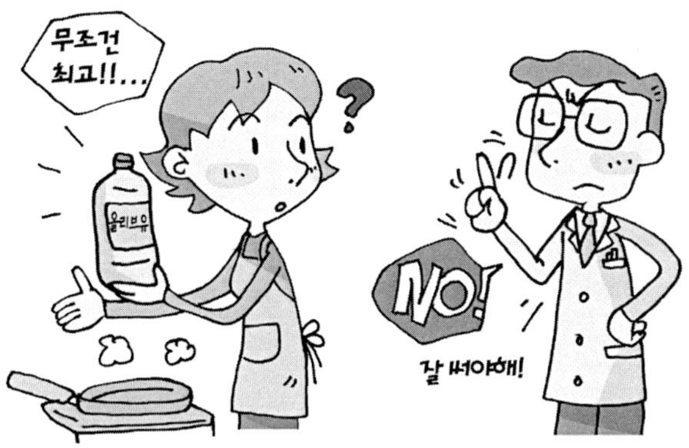

올리브유는...

(30) 충분한 수면을 취한다

하루를 끝내고 편안한 잠자리에 들 수 있다면 그는 행복한 사람이다. 우리 주변에는 너무나도 많은 사람이 뜬눈으로 밤을 지새우며 수많은 양을 세고 또 세어도 잠을 못 이루는 경우가 많다. 통계적으로 전 인구의 30%는 불면증에 시달린다고 한다. 건강한 사람이라면 성인의 경우 밤 11시경에 잠들어 중간에 깨지 않고 약 7~8시간 숙면을 취한 후 아침에 알람시계에 의존하지 않고 자연적으로 7시경에 일어날 수 있어야 한다.

불면증은 크게 두 가지로 나눌 수 있다. 하나는 아예 처음부터 잠자리에 들지 못하는 경우이고, 다른 하나는 취침 중에 한 번 깨고 나면 다시 잠자리에 들지 못하는 경우다. 보통 전자의 경우는 교감신경의 흥분이 원인이고, 후자의 경우는 아드레날린 기능 이상으로 인해 혈당조절에 문제가 있기 때문이다. 대부분 불면증은 이 두 가지 원인을 찾아 치료하면 좋아진다.

충분한 수면은 건강을 유지하는 데 크게 두 가지 면에서 매우 중요하다.

먼저 충분한 수면은 '노화방지 호르몬'이라고 불리는 성장호르몬의 분비를 촉진시킨다. 성장호르몬은 낮에는 분비량이 미미하지만, 밤에는 다량 분비되는데 수면부족이나 불면증으로 충분한 수면을 취하지 못하면 호르몬분비가 부족해져서 그 기능을 상실한다. 성장호르몬의 주요 기능은 근력, 에너지, 기억력, 세포나 조직의 성장, 체지방감소, 혈당조절 등이다.

또 충분한 수면은 온종일 피곤해진 뇌나 신경조직의 기능을 회복시킨다. 만성불면증으로 시달리는 환자들 중 상당수는 뇌나 신경조직이 빨리 노화되어 기능을 상실하는 예가 많다. 또한, 수면부족으로 인한 사고력, 집중력의 저하로 야기되는 각종 사고나 손실을 고려해보면 반드시 치료해야 할 부분이다.

불면증의 원인은 매우 다양한데 우울증, 불안, 초조, 걱정 같은 정신적인 문제, 급격한 환경의 변화, 감정적 변화, 꼭 자야 한다는 강박관념, 잠을 방해하는 주변 환경, 신체적 통증이나 불편함, 취침 전의 카페인 함유식품, 음주, 흡연, 뇌신경을 자극하는 음식물, 혈당을 갑자기 올리는 고탄수화물 등이 있다. 특히 우울증이나 불안감 같은 정신적인 원인이 전체 원인의 약 50%에 이른다.

다른 치료도 마찬가지겠지만, 불면증 치료도 반드시 원인을 알아내 그에 맞는 치료를 하는 것이 중요하다. 무턱대고 수면제만 복용하는 것은 치료에 도움이 되지 않는다. 오히려 장기간의 습관적인 수면제 복용은 정상적인 수면 주기를 방해하고 또 다른 부작용을 초래한다.

정상적인 수면을 위한 몇 가지 방법을 알아보자.

① 뇌를 자극할 수 있는 카페인 함유 음식들, 예를 들면 커피, 청량음료, 초콜릿, 아이스크림, 코코아, 차 등은 취침 전에 피해야 한다. 또 알코올 종류도 피하는 것이 좋은데 이는 수면을 초래하는 신경 전달물질인 세라토닌이 생성되는 과정을 억제하기 때문이다.

② 불면증 환자 중에 자다가 갑자기 배가 고파 깨는 경우가 있다. 이를 의학적으로

'야행성 저혈당증(nocturnal hypoglycemia)'이라고 하는데 취침 중 갑자기 혈당이 떨어지는 증세다. 혈당이 떨어지면 아드레날린, 글루카곤, 코디졸 등의 호르몬이 분비되는데 이들은 뇌를 자극해서 수면을 방해한다. 그래서 저혈당을 방지하기 위해 취침 전에는 100% 통곡물 시리얼, 오트밀, 과일 등의 저탄수화물 음식을 가볍게 취하는 것도 좋다.

③ 잠자리에 들기 전에 가벼운 운동(15분 정도의 조깅)을 하고 온욕을 하는 것도 도움이 된다. 반대로 피곤함을 느낄 정도의 과격한 운동은 취침을 방해한다.

④ 수면을 일으키는 뇌 신경 전달물질이 세라토닌인데 이 물질은 트립토펜이라는 물질에서 만들어진다. 그래서 의사들이 트리토펜을 수면제로 처방해주기도 하는데 트립토펜보다 세라토닌 생성에 더 가까운 물질인 5-HTP(hydroxy-tryptophan)가 효과가 더 뛰어나고 처방전 없이도 구입할 수 있다. 또한, 5-HTP가 세라토닌으로 전이되는 과정에 필요한 비타민 B6, B3, 마그네슘 섭취도 필요하다.

⑤ 약초성분 중에서 passion flower, valerian 복용도 도움을 준다.

⑥ 불면증을 해결하는 방법으로 가장 효과가 높은 것이 멜라토닌을 섭취하는 것이다. 특히 멜라토닌은 처음에 잠이 들게 하여 계속 수면을 유지하는 데 효과가 뛰어나다. 그런데 이 방법은 현재 환자의 몸에 멜라토닌이 심하게 부족한 경우에만 효과가 있어서 만약 섭취 후 효과가 없다면 다른 원인을 찾아보아야 한다.

⑦ 불면증과 관련된 증상 중에서 자다가 자신도 모르게 다리다 떨리거나 근육이 심하게 땅기는 'restless leg syndrome'이 있는데 이런 경우 혈액검사를 통해 빈혈 여부를 알아보고 적절한 치료를 해야 한다.

⑧ 취침 전에 텔레비전 시청이나 컴퓨터 사용은 뇌를 자극하기 때문에 피하는 것이 좋다.

⑨ 잠자리 환경은 가능한 빛이 없고 소음이 없도록 한다. 잠이 들게 하는 멜라토닌이 분비되기 위해서 송관선(pineal gland)의 기능이 중요한데 이 기관은 시신경이 빛을 감지하지 않는 컴컴한 환경에서 활성화된다. 또한, 적정한 실내온도를 유지하는 것도 중요하다.

⑩ 항상 같은 시간에 자고 깨도록 노력한다.

⑪ 만약 불면증의 원인이 심각한 정신적 문제라면 정신과 전문의나 심리치료사의 도움이 필요하다.

(31) 활성산소를 이긴다.

인간이 생존하는 데 가장 필요한 것은 자극과 연료다. 그리고 이 연료가 에너지로 전환되어 사용되려면 반드시 산소가 필요하다. 식물들이 뿜어내는 산소는 호흡을 통해 폐로 들어오고, 혈관조직을 통해 각 세포로 운반되며 세포 내에 있는 에너지 공장인 미토콘드리아에서 연료로 사용될 아미노산, 포도당, 지방산 등의 탄소 결합을 끊으면서 에너지를 발생한다.

인체를 구성하는 최소 단위는 세포이지만 세포 자체를 더 쪼개어 보면 양이온을 띠는 핵과 핵 주위를 맴도는 음이온의 전자들이 있다. 평소에는 양이온과 음이온이 전기적으로 서로 균형을 이루어 안정성을 띤다.

그러나 만약 인체 내의 모든 세포, 조직, 기관들이 항상 전기적 균형을 이룬다면 우리는 생존할 수가 없다. 핵 주위를 도는 음이온 전자들이 다른 원자에게 음이온을 제공하고(산화) 다시 받는(환원) 과정을 반복하며 생존하는 것이다.

산소를 이용해 섭취된 영양분을 태워 에너지를 생산한다는 것도 결국은 산화, 환원 과정이다. 사람이 하루에 들이마시는 산소는 약 1조 개 정도라고 한다. 그런데 그중에서 4%에 해당하는 400억 개 정도는 악당 역할을 하는데 바로 활성화 산소, 즉 자유유리기(free radical)다. 자유유리기란 원자가 음이온을 띠는 전자를 잃어버린 후 전기적으로 불안정해서 이웃에 있는 멀쩡한 원자들을 공격해 남의 전자를 빼앗는 것을 말하는데 활성산소가 그 대표적인 예다.

생화학적으로 ROS(reactive oxygen species)라고도 하는데 예를 들면 hydrogen peroxide, hydroxyl radical, superoxide, singlet oxygen 등이 있다.

* 열 받는 산소

활성산소가 무조건 나쁜 것만은 아니다. 만약 인체에 바이러스나 박테리아균이 침범하면 면역체계가 발동해서 균들과 한판 전쟁을 벌이는 데 이때 사용하는 무기가 바로 활성산소다. 정상적인 균에게서 전자를 빼앗아버려 불안정하게 만들어버린 후 파괴하는 것이다.

예전에는 일반 가정 상비약 중에 요오드팅크인 '옥도정기'라는 것이 있다. 상처 부위에 바르면 금방 부글부글하며 거품을 내는데 이 현상이 바로 옥도정기에 있는 활성산소가 상처 난 부위의 균을 공격해서 소독하는 과정이다.

앞서도 언급했듯이 호흡한 산소의 4%는 활성산소로 존재하는데, 만약 인체가 건강한 상태라면 인체 내의 항산화물질(antioxidant)이 이들을 제거하기 때문에 문제가 되지 않는다. 그러나 만약 항산화물질이 감당할 수 없을 만큼 많은 열 받은 산소 즉, 활성산소가 대량 생성되면 정상적으로 존재하는 세포나 기관을 공격해 심각한 문제(Oxidative stress)가 발생한다. 산소를 열 받게 해서 자유유리기로 만드는 요소들은 술, 담배, 격한 운동, 사고, 스트레스, X-rays, 자외선, 전자파, 유해가스, 배기가스, 병원균, 의약품, 인공 식품 첨가물 등이다.

현대의학에서는 흔히 알려진 대다수의 질병들(암, 노화, 만성 관절질환, 심장병 등등)의 원인을 조절하지 못하는 자유유리기의 대량발생으로 간주하기도 한다.

*** 식물의 지혜**

활성산소의 공격으로부터 인체를 보호하는 방법은 크게 두 가지다. 하나는 되도록 활성산소가 생성될 여지가 있는 환경에 노출되지 않는 것이고, 두 번째는 평소에 항산화물질이 풍부하게 함유된 비타민, 미네랄이나 조효소를 섭취하는 것이다. 알려진 항산화 물질로는 비타민A, C, E, 셀레니움, 아연, 망간, 구리와 조효소로 작용하는 SOD(superoxide dismutase), Catalase, Glutathione peroxidase, NADH peroxidase 등이 있다.

| 맺음말 |

오늘날 미국이 처한 의료 현실을 보자. 미국인 두 명 중 한 명은 심장병에 걸리며 34초마다 한 명이 심장병으로 사망한다. 세 명 중 한 명은 암에 걸린다. 여섯 명에 한 명은 당뇨 환자다. 85세 이상 노인의 50%는 치매에 걸려 있다. 65세 이상 노인 한 사람이 복용하는 약이 평균 15가지다.

미국의 의료지출 비용은 미국을 제외한 전 세계의 의료지출 비용을 다 합한 금액보다 더 많다. 2002년 한 해 미국에서 지출된 비용은 국민 한 사람당 약 6천 달러였다. 의사나 병원의 실수, 약의 부작용으로 매일같이 700명이 사망한다. 이 숫자는 점보제트기 2대가 매일같이 추락하는 것과 같다.

미국 인구는 전세계인구의 약 5%인데 비하여 전 세계에서 생산되는 약의 50%를 소비하고 있다. 많은 의학전문가가 2000년 이후에 미국에서 태어나는 세대는 그들의 부모 세대보다 평균수명이 줄어드는 첫 번째 세대가 될 것이라고 지적하고 있다.

한국은 어떤가? 한번 우리 가족과 주변을 둘러보자. 암이나 심장병 환자가 없는 가족이 있는가? 얼마나 많은 아이가 소아천식, 감기, 아토피 피부염을 달고 사는가? 피부병, 변비, 빈혈, 수족냉증, 생리불순 여성들은 왜 이리 많은가? 관절염, 고혈압, 당뇨, 치매, 우울증이 없는 노인을 찾기 어려운가?

그렇다면 이 책을 읽는 당신의 건강은 어떤가?

이러한 모든 상황은 많은 전문가의 지적에도 불구하고 기생충 감염 문제를 무시한 현대 의학과 평소 면역력을 잘 유지하지 못한 현대인의 안일한 생활습관의 결과가 아닐까?

몸 전체의 기능을 파악하지 못하고 기계적이고 국부적인 관점으로 증상을 치료하는 현대의학으로는 병을 고치거나 건강을 유지할 수 없다.

질병의 원인이 외부에서 발생된 세균 때문이라는 현대 의학의 주장과 병균이 서식할 수 있는 체내 환경이 원인이라고 주장하는 자연의학자의 주장 사이에서 어느 것이 맞는지 가리는 것은 중요하지 않다. 중요한 것은 외부적으로 발생하는 세균, 기생충에 감염되지 않도록 환경을 깨끗이 하고 생활습관을 개선하며 내부적으로는 세균에 감염되더라도 맞서 싸울 수 있는 튼튼한 면역기능을 평소에 유지하는 것이다.

모든 건강 문제를 기생충 탓으로만 돌릴 수는 없다. 그러나 다른 치료법에 효과가 없는 만성질환은 기생충 감염을 의심해보고 적절한 검사와 치료를 받을 필요가 충분히 있다.

미국에서 존경받는 직업 중에는 소방관이 있다. 9·11 테러 사태 때 이들의 활약상이 소개되면서 더욱 인기를 얻게 된 것이다. 한 사람의 생명이라도 더 구하기 위해 자신의 생명을 아끼지 않으며 화염 속을 뚫고 들어가는 장면은 감동을 주기에 충분했다. 그러나 소방관들의 이런 구조 활동은 실제 이들이 하는 업무 전체 중 작은 부분에 불과하다. 소방관들 대부분의 업무는 바로 평소에 화재 발생을 줄이기 위한 안전점검, 교육, 훈련이다.

필자는 '건강 소방관'이 되고 싶다. 병들어 아파 고생하는 환자를 치료하는 것도 중요하지만, 평소에 많은 사람이 건강관리를 잘하도록 도움을 주는 의사가 되고 싶은 것이다.

이 책이 비록 기생충의 모든 것을 담고 있지는 않지만, 이 책의 독자들이 기생충 감염 문제를 심각하게 받아들이고 자신뿐만 아니라 가족을 포함한 주변 사람들의 건강을 다시 한 번 생각해보는 계기가 되기를 바란다.

마지막으로 이 책의 내용을 엮는데 전문가로서 조언을 아끼지 않으신 단국대학교 기생충학과 서민 박사님, 밀알 한방의료원 원장 이인선 선생님, 기생충 감염 질문서를 번역하여 사용하도록 허가해 준 앤 지틀맨 박사 그리고 출판을 허락하신 도서출판 여문각 장석태 사장님께 감사의 말씀을 드린다.

■ 국내문헌

1. 건강상식 오류사전, 우도 폴머, 경당, 2006
2. 기생충 제국, 칼 짐머, 궁리, 2005
3. 기생충의 변명, 서민, 단국대학교출판부, 2002
4. 기생충학, 민홍기, 수문사, 1992
5. 꼭 알아야 할 건강상식105, 인도주의실천의사협의회, 한울, 1996
6. 내몸 사용설명서, 마이클 로이젠, 김영사, 2007
7. 내몸을 망가트리는 건강상식 사전, 김상운, 이지북, 2004
8. 니시건강요법에 관한 모든 것, 와타나베쇼, 형설, 2004
9. 먹기 싫은 음식이 병을 고친다, 임락경, 들녘, 2007
10. 몸을 살리는 의학-몸을 죽이는 의학, 윤승일, 북라인, 2005
11. 민족생활의학, 장두석, 정신세계사, 2005
12. 백신 그리고 우리가 모르는 이야기, 팀오시, 여문각, 2006
13. 병리학, 대한병리학회, 고문사, 1991
14. 불량의학, 크리스토퍼 완제크, 열대림, 2006
15. 생명의 물, 김현원, 고려원북스, 2004
16. 성인병과 장내세균, 김동현, 효일문화사, 1997
17. 식품동의보감, 유태종, 아카테미북, 2001
18. 쓰지마 위험해, 고와카 준이치, 워너비, 2006
19. 약이 되는 우리풀, 꽃, 나무123, 최진규, 한문화, 2001
20. 예방접종 어떻게 믿습니까, 스테파니 케이브, 바람, 2005
21. 오래살고 싶으면 우유 절대로 마시지 마라, 프랭크 오스키, 이지북, 1996
22. 우리몸은 거짓말하지 않는다. 이승원, 김영사, 2006
23. 위대한 속임수 식품첨가물, 아베 쓰카사, 국일미디어, 2006
24. 음식국부론, 우석훈, 생각의 나무, 2005
25. 인체기생충학, 양용석, 대학서림, 2003
26. 임상기생충학, 이준상외, 고려의학, 1992
27. 자연치료의학, 오홍근, 정한, 2004
28. 잘먹고 잘사는 법, 박정훈, 김영사, 2004
29. 잘먹어도 병이 된다, 기준성, 대웅출판, 2003
30. 희망의 밥상, 제인구달, 사이언스북스, 2006
31. 비타민쇼크, 헤르크 치틀라우, 21세기북스, 2006
32. 죽은 의사는 거짓말하지 않는다, 웰렉, 꿈과 의지, 2002
33. 초라한 밥상, 마쿠우치 히데요, 참솔, 1995

34. 나는 현대의학을 믿지 않는다, 리버트 멘델존, 문예출판사, 2000
35. 날씬한 엄마 건강한 아빠, 김현철, 나눔과 베품, 2001
36. 내몸은 내가 지킨다, 김홍경, 식물추장, 2000
37. 의사가 못 고치는 환자는 어떻게 하나?123, 황종국, 우리문화, 2005
38. 장건강법, 오야야스시, 넥서스북스, 2005
39. (주)한국환경건강연구소 홈페이지 www.enh21.org
40. 김현원교수의 기생충학 교실 홈페이지 http://parasitol.wkhc.ac.kr
41. 대한 기생충학회 홈페이지 http://www.parasitol.or.kr/
42. 인제대학교 말라리아연구소 홈페이지 http://malaria.inje.ac.kr/default.asp
43. 질병관리본부대표 홈페이지 http://www.cdc.go.kr
44. 한국소비자보호원 홈페이지 www.cpb.or.kr
45. 위키백과-기생충 http://ko.wikipedia.org/wiki/%EA%B8%B0%EC%83%9D%EB%AC%BC
46. 한국건강관리협회 홈페이지 http://kah.or.kr/intro/intro09-4.php
47. 어린이들의 기생충 www.kma18.com/story/p168.html
48. 신동아, 기생충 잡아야 병잡는다. 2003 년 12 월 01 일 (통권 531 호) http://www.donga.com/docs/magazine/shin/2003/11/27/200311270500063/200311270500063_1.html
49. 토피아넷-기생충의 피해와 예방법 http://www.topianet.co.kr/topia/4/4c/4C140001.htm
50. 조선일보, '기생충 알' 정말 몸에 해로울까, 2005년 11월3일 기사 www.chosun.com/economy/news/200511/200511030254.html
51. 해충퇴치소 홈페이지 http://myhome.naver.com/nsw69/parasite/sub1.html
52. Acupuncture & herb, 2007/04/24 http://healthny.tistory.com/entry/%EA%B8%B0%EC%83%9D%EC%B6%A9
53. 닥터코리아 의학정보 홈페이지 http://duser.doctorkorea.com/healthfile/index_in.asp?ck2_num=3&cl_ num=60&mc_id=2350
54. 생물학정보연구센터, 기생충 감염률 8.1%...기생충 감염률 급증..회충 사라지고 간디스토마 증가, 2004-10-26 http://bric.postech.ac.kr/biotrend/bionews/bionews_view.php?nNum= 92341&nPageNum=1&nType_id=0&szSearchKey=&nCategory_id=-1&szSearchDate=&szSearchMon
55. Seoul National University Biomedical Informatics (SNUBI) www.snubi.org/~hong/365/worm.htm
56. 한국일보 기사, (김치파문) 기생충알 몸에 정말 해로울까, 2005/11/03 http://news.hankooki.com/lpage/society/200511/h2005110318435422040.htm
57. KBS건강365, 우리몸의 기생충 http://www.thegoyang.com/webzine/webzine_view.php?article_no=2920
58. 네이크닷컴뉴스, 우리집도 구충제 먹어야 하나?, 2007년 5월 7일(월) 10:25 [우먼센스] http://news.nate.com/Service/natenews/ShellView.asp?ArticleID= 2007050710253957211&LinkID=772
59. E-대전뉴스, 기생충을 박멸합시다, 2005-07-22 06:31 http://citynews.daejeon.go.kr/citynews/article.html?seq=501
60. 농업경제, 동물약품, 2005년 4월 26일 (화) www.dongbuchem.com/newspaper/news_read.asp?n-

no=2879& PageNum=5&whole=1
61. Nate.com 백과사전, 숙주 http://100.nate.com/EnSrch.asp?KID=11610300
62. 동아의대기생충학교실 홈페이지 http://home.donga.ac.kr/yjlim/3.htm
63. 전남대학교 수의학기생충학과 홈페이지 http://infovet.chonnam.ac.kr/vetparasitology/vetpar/laboratory/eggtest/ labend.htm
64. KBS뉴스, 기생충알, 2005.11.03 www.kbsnews.com/bbs/exec/ps00404.php?bid=173&id=403&sec=
67. 중앙일보, (분수대) 기생충, 2006.12.27 http://article.joins.com/article/viewaid.asp?aid=2863820
65. 두아름 리트리버 클럽 홈페이지 www.retriever.co.kr/bbs/zboard.php?id=-medi&page=1&sn1=&divpage= 1&sn=off&ss=on&sc=...
66. 광양신문-빠른신문, 07-03-15 16.58 http://gynet.co.kr/gynet/bbs/board.php?&bo_table=fast-news&wr_id=93
67. 국립중앙과학관 홈페이지 www.science.go.kr/center/kor/html/cyber/topic/topic_9972.html
68. 건강마당 http://hi.nhic.or.kr/wbj/ever/medical/medidata.jsp?s1_id=4&s2_id =4&s3_id=5&s4_id=5
69. 한국과학기술정보연구원 홈페이지 www.kisti.re.kr/yesKISTI/Briefing/Trends/View.jsp?cn=GTB2005050110
70. 대한기생충학회 홈페이지 http://acms.kisti.re.kr/retrieve/index.jsp?soc=kspa&lang=kor&pg=Detail
71. 원주기독병원 임상병리과 기생충 사진 http://cpl.yonsei.ac.kr/micro/para/p0_0_0.htm
72. UNICARE 대체의학연구소, 암의 원인 www.unicare.co.kr/CAN/cause/cc_03_07.asp
73. 메리알코리아 홈페이지 http://kr.merial.com/pet_owners/dogs/beginner/health/ectoparasites.asp
74. 일간보사의학신문, (여름철 건강관리)-기생충 감염, 2006-07-18 www.bosa.co.kr/special/view.as-p?board_pk=12999&page=6&what_board=24
75. 동양자연의학연구소 홈페이지 www.jayun.co.kr/data/download_view.html?num=15676
76. 대한일보, 빙어철 돌아왔다, 2007. 01.18. www.dhilbo.co.kr/read.php3?no=65259&read_temp=20070118&section=39
77. 부모도 반의사가 되어야 한다 홈페이지 www.koreapediatrics.com/ency/chp07/chp07_0464.htm
78. 강원도안전문화, 보도자료-애완동물 배설물 세균·기생충 득실, www.safety.go.kr/community/html/community05.asp?mode= view&part=bodo&sno=281&pg=17
79. 미트저널 홈페이지 www.meat.co.kr/index.jsp?mode=read&table=journel&cats= s16&find-=&key=&where=&idx=3...
80. 외교통상부, 해외안전여행, 국가별안전수칙 www.0404.go.kr/safety/natsafe/natsafeView.php?seq_no= 4853&page=37&key_conti=&country_code=...
81. 대한감염학회 홈페이지 www.infectionkorea.org/travel/posttravel.htm
82. (주)유니시티코리아 홈페이지 ww.makelifebetter.co.kr
83. 조선일보, 러닝머싱 전자파, 2006.06.28 www.chosun.com/national/news/200606/200606280335.html - 17k

■ 외국문헌

1. A manual of laboratory & diagnostic tests, Frances Fischbach, Lippincott, 1996
2. Basic pathology, Kumar, vinay, Ramzi S. Cotran and Robbins L Stanely, W.B. Snaders, 1997
3. Body for life, Bill Phillips, Harper Collins publishers, 1999
4. Clinical medicine, Forbes Jackson, Mosby-wolfe, 1997
5. Complementary sports medicine, Philip Maffetone, Human Kinetics, 1999
6. Current medical diagnosis & treatment, Tierney, Appleton & Lange, 1997
7. Detoxification & healing, Sidney Baker, Keats publishing, 1997
8. Digestive wellness, Elizabeth Lipski, McGraw-Hill, 2004
9. Dr. Murray's total body tune-up, Michael Murray, Bantam, 2000
10. Eating well for optimum health, Andrew Weil, Alfred A. Knopf, 2000
11. Encyclopedia of natural medicine, Michael Murray, Prima health, 1999
12. Energy medicine, James Oschman, Churchhill Livingston, 2000
13. Every Body Has Parasites, Valerie Saxion, Bronze Bow Publishing, 2003
14. Fast food nation, Eric Schlosser, Perennial, 2002
15. Foodborne Parasites (Food Microbiology and Food Safety) by Ynes R. Ortega and Michael P. Doyle, Springer, 2006
16. Foods that heal, Bernard Jensen, Avery, 1993
17. Functional Assessment, Great smoky, 2000
18. Gastrointestinal health, Steven Peikin, Harper perennial, 1999
19. Genetic nutritioneering, Jeffrey Bland, Keats publishing, 1999
20. Going back to the basics of human health, Mary Frost, International foundation for nutrition and health, 2004
21. Guess What Came to Dinner?: Parasites and Your Health, Ann Louise Gittleman, Avery, 2001
22. Health and nutrition secrets, Russell Blaylock, Health press, 2002
23. Human anatomy, Kent M Van De Graaff, Wm C. Brown publishers, 1995
24. Human physiology, Stuart Ira Fox, Life science publication Inc, 2003
25. Immune, blood and lymphatic systems, Ari, Saimah, Mosby 1998
26. In fitness & in health, Philip Maffetone, David Barmore products, 2002
27. Internal cleansing, Linda Berry, Prima health, 2000
28. Know your fats, Mary Enig, Bethesda press, 2000
29. Loomis enzyme therapy manual, Howard Loomis, 2004
30. Medical nutrition, Russell Marz, Omni-press, 1999
31. Miracle cures, Jean Carper, Harper perennial, 1998
32. Natural alternatives to over-the-counter and prescription drugs, Michael Murray, Quill, 1994
33. None of the diseases, McMillen & Stern, Revell, 1984
34. Nourishing traditions, Sally Fallon, New trends publishing, 2001

35. Nutrition and physical degeneration, Weston Price, Price-pottenger nutrition foundation, 2003
36. Nutritional Biochemistry, Tom Brody, 1994
37. Nutritional physiology manual, Dr. Lynn Toohey, 2002
38. Overcoming Parasites Naturally, James R. Overman, New Century Press, 2006
39. Overcoming thyroid disorders, David Brownstein, Medical alternatives press, 2004
40. Parasite Rex, Carl Zimmer, Arrow, 2003
41. Parasitology: The Biology of Animal Parasites, Elmer R. Noble, Glenn A. Noble, Gerhard A. Schad, and Austin J. Macinnes, Lea & Febiger, 1989
42. PDR for herbal medicine, medical economics company, 1999
43. PDR for nutritional supplements, Medical economics company, 1999
44. Pharmacology, James Dawson, Mosby, 2002
45. The detox diet, Elson Haas, Celestial art, 1996
46. The food revolution, John Robinson, Magna books, 2001
47. The four pillars of healing, Leo Galland, Random house, 1997
48. The Maker's diet, Jordon Rubin, Siloam, 2004
49. The metabolic typing diet, William Wolcott, Broadway books, 2000
50. The No-grain diet, Joseph Mercola, Dutton, 2003
51. The paleo diet, Loren Cordain, Wiley, 2002
52. The Parasite Menace, Skye Weintraub, Woodland Publishing, 1998
53. The protein power lifeplan, Michael Eades, Warner books, 2000
54. The real vitamin & mineral book, Shari Lieberman, Avery, 1997
55. The second brain, Michael Gershon, Harper Collins, 1998
56. Total health cookbook & program, Joseph Mercola, Mercola.com, 2003
57. Total Wellness, Joseph Pizzorno, Prima health, 1998
58. Uninvited Guests: The Inside Story on Intestinal Parasites and How to Protect Yourself from Them (Keats Good Health Guide) by Hermann, M.D. Bueno, McFarland & Company, 1996
59. Why zebras don't get ulcers, Robert Sapolsky, Owl books, 2004
60. Your body's many cries for water, Batmanphelidj, F, Global health solutions, 1995
61. Your inner pharmacy, Robert Blaich, Beyond Word publishing Inc, 2006
62. The hundred-year lie, Randall Fitzgerald, Dutton, 2006
63. Applied kinesiology synopsis, David Walther, System DC, 1988
64. Centers for disease control and prevention website www.cdc.gov
65. Dr. Mercola website www.mercola.com
66. Jim's home page http://martin.parasitology.mcgill.ca
67. Karolinska institute homepage http://www.mic.ki.se/Diseases/C03.html
68. World federation of parasitologists homepage www.wfpnet.org
69. Webmd homepage www.webmd.com
70. National institutes of health homepage www.nih.gov